U0305760

nǚ xìng yǎng shēng sān bù zǒu:
shū gān, yǎng xuè,
xīn yào xiū

女性养生三步走

疏肝 养血 心要修

罗大伦 —— 著

北京联合出版公司
Beijing United Publishing Co.,Ltd.

图书在版编目（ＣＩＰ）数据

女性养生三步走：疏肝，养血，心要修 / 罗大伦著. -- 北京：北京联合出版公司, 2019.1
（2023.5重印）

ISBN 978-7-5596-1821-4

Ⅰ. ①女… Ⅱ. ①罗… Ⅲ. ①女性—养生(中医) Ⅳ. ①R212

中国版本图书馆CIP数据核字(2018)第045945号

女性养生三步走：疏肝，养血，心要修

著　　者：罗大伦
责任编辑：郑晓斌　徐　樟
封面设计：门乃婷
装帧设计：季　群　涂依一

北京联合出版公司出版
（北京市西城区德外大街83号楼9层　100088）
北京联合天畅发行公司发行
北京中科印刷有限公司印刷　新华书店经销
字数180千字　710毫米×1000毫米　1/16　13.75印张
2019年1月第1版　2023年5月第8次印刷
ISBN 978-7-5596-1821-4
定价：48.00元

前言

女人懂点中医，
保自己和家人一生平安

自古中医就有一种说法："宁治十男子，不治一妇人。"

女性的身体因为有其特殊性，所以很不容易调理。记得离开家乡前，我长期跟随学习的一位老中医语重心长对我说："轻易不要治疗妇科疾病，很容易丢手艺的。"

但后来经过不断地实践摸索，我发现女性的身体尽管复杂，却也有规律，只要掌握了这些规律，就可以促进她们的身体向良性方面发展。

从立志做中医普及工作以来，我一直想写一本女性养生的书，今天终于心愿达成。

这些年常常有女性问我："罗博士，我们女性该如何养生呢？"我认为，女性养生可以分为三步走：一是疏肝气，二是养阴血，三是修心性。

　　女性绝大多数疾病都是肝气郁结造成的，原因是压力大，爱生气，总憋屈，时间一长自然就憋出了病。

　　在中医里，肝气郁结会导致各种不适，比如头晕目眩、胸闷憋气、时常岔气、胸肋和后背疼痛、容易疲惫、反酸呕吐、失眠、月经不规律、痛经等。说女性的病难治，难就难在肝气郁结上，它会伤害女性整个的身体系统。

　　首先会伤害到脾胃。肝属木，脾胃属土，肝气郁结会导致"木不疏土"，或"肝木横逆克脾土"。脾胃受伤，变得虚弱之后，就会引发食欲不振、消化不良、便秘、胃痛、胃酸、胃溃疡等疾病。

　　其次，还会伤及肺。肺属金，肝气郁结导致"木火刑金"，即肝上的火太旺，就会让肺如同遭受"火刑"炙烤一样，出现干咳、胸痛、心情烦躁、口苦、目赤，甚至咯血等症状。

　　再就是，肝气郁结，积热化火，还会导致阴亏，引起肾阴不足，这样一来，肾经的各种疾病又会纷至沓来。

　　……

　　总之，肝气郁结，会由内而外、全面地损害女性的健康，最后，原本神采奕奕、优雅迷人的女性，变成了面容憔悴、情绪怪异、总是病恹恹的黄脸婆，真是令人惋惜。

　　女性养生，疏肝气是头等大事，也是第一步。

　　第二步是养阴血。女性是靠血来滋养的，血液一亏，百病丛生。

由于月经、流产和分娩等很容易耗伤阴血，所以女性血虚和瘀血的情况非常普遍，这是造成许多妇科疾病的另一大原因。遇到这种情况，就可以通过补血和活血化瘀来治疗。

第三步是修心性。很多女性患病并不是因为身体，而是因为心性。其实，肝气郁结很大一部分原因就在于心性不够宽广，遇事想不开，爱钻牛角尖。古人说："祸福无门，唯人自召。"疾病也是一样，如果您心性好，站得高，看得远，想得开，活得透，肝气调和畅达，正气内存，疾病就不会找上您。

我写这本书的目的，是让广大女性通过学习中医知识，善待自己，知道如何观察自己的身体，对症调理，而不是生搬硬套。生搬硬套是中医的大忌，毕竟，没有谁会严丝合缝地按照书上的标准去得病，但您却可以按照我提供的思路学会自己分析问题，找出解决之道。

女人不缺少对自己身体的了解，缺的无非是一些中医知识，不知道该怎么观察才对，怎么分析才准，怎么调理才有效。但是，正所谓知人者智，自知者明，"了解自己"是任何人都无法代替的优势，医术再高明的医生，也不可能比您更懂自己。

中医并没有想象的那么神秘，在我们的文化和生活习惯里，处处都蕴含着中医的道理。它们就像散落在脚边的珠子，只要用一根线串联起来，就能发挥出极大的价值。

学中医也没有认为的那么困难，不需要您拥有强大的逻辑或计算能力，只要您具备生活的智慧，就能迅速掌握必备的中医知识，不仅可以用来保障自己的健康，还可以保护孩子、丈夫和父母的身体，让全家人都远离疾病的困扰。

祝愿所有的女性朋友都能运用中医知识，活出健康快乐的人生。

罗大伦

2018 年 12 月 1 日

目　录

第 **3** 章　疏肝气最有效的方法：用"解郁汤"泡脚

第4章 疏肝养血，是养颜的最高境界

第5章 痛经和月经不调，到底该如何调理

第6章 滋阴要准，养血要稳

第**7**章 要想不生病，除非修心性——修心性的四条定律

第 **1** 章

学会自我诊断，
自己帮助自己

1. 最好的保健医生，其实只能是自己

有人说，在一个地方生活，有两个朋友必须要交：一个西医朋友，一个中医朋友。西医朋友在您需要做各种检查甚至手术时，可以帮您联系床位，找医院里水平最高的大夫；而中医朋友可以在您身体不舒服时，帮您望闻问切，从根本上调理您的身体。

不过，再好的朋友，也不可能随叫随到，生命有时很脆弱，真的等不起。譬如，一次感冒处理不及时，就会拖很久，甚至还会引起支气管炎、肺炎、中耳炎和病毒性心肌炎等，让自己多遭不少罪。身体是自己的，您不能只想着依赖医生，必须自己管理起来。

很多女性一心想依靠什么名医，经常跑大医院，频繁换医生，换药物。然而即便您去的是全国闻名的医院，看的是口碑最好的专家，但在短短几分钟的面诊中，医生真的能对您的病情了如指掌吗？看病考验医生的能力，也考验患者的运气，方子正好特别对症，那是您运气好，而开得不够精准，则是大概率现象，只要大方向没搞错，就已经很不错了。

当然，您不能怪医生，设身处地想一想，那么多病人等在那里，一个还没看完，另一个就已经挤了过来，医生忙到连上厕所都一路

小跑，怎么可能还有时间深入了解每位患者，一丝不漏掌握您的病情呢？

公众号上，一位朋友说得很在理："排队两小时，看病五分钟，这样还能毫无误差地把病治好，对方不是神医，而是神仙。"

尤其是中医看病，和破案差不多。所谓辨证施治，就是通过观察和分析，搜集出一条完整的证据链，找到致病的元凶，予以清除。其中不能漏掉任何一个环节，因为被漏掉的很可能就是病根所在。警察破案，一个细节上的疏忽，没准儿就制造出了冤假错案。同样的道理，医生漏掉关键的信息，也会出现误诊。我们都知道，世界上不存在两片一模一样的树叶，但更应该知道的是，也不可能有两个一模一样的病人，即使患上的是同一种病，每个人的症状也肯定存在差异。

说到底，只有自己最了解自己，也只有自己最关心自己。

当然，必要时候我们还是要寻求医生的帮助，但即便您有大把时间整天泡在医院，也不可能只依赖医生就获得健康。平日里，还是要多发挥主观能动性，多依靠自己的力量，而这一切，都需要您自己先懂点中医。

2. 女性养生分三类，您是哪一类

重视养生的女性，可以分成三类人。

第一类：天天吃补药，越养身体越弱

这些女性刚刚接触中医，仿佛打开了通往新世界的大门，眼花缭乱，看什么都新鲜，尤其是看到气虚、阴虚、血虚、阳虚等一大堆名词解释，会觉得这个也挺符合自己，那个也和自己很像。这就像改革开放初期，我们刚开始接触外国人一样，看着那些高鼻子、蓝眼睛觉得全都差不多，后来接触多了就会发现，英国人、俄罗斯人、法国人长的都有各自的特点。学习中医也一样，需要多接触、多琢磨，日积月累，才能弄明白。

不过，第一类人还处在蒙圈的阶段，养生的愿望很强烈，但对自己身体上的实际问题却不是很了解，常常是大方向都没搞清楚，今天听见一个养生方法，觉得有道理就去试一试，明天听见另一个方法，似乎也有道理就也去试一试，根本没发现这些方法调理的方向是矛盾的，甚至是完全相反的。最终的结果就是，身体阴阳颠倒，气血混乱，状况还不如以前。

有位找我咨询身体问题的朋友，是位 50 多岁的女性，家里条件一般，但买起保健品来手笔很不一般，屋里桌子上、床头上、柜子里，到处都堆满了瓶瓶罐罐。其中有人参、鹿茸、灵芝做成的中医补品，还有托人从国外带回来的鱼肝油等西医保健品；有补钙的、补血的、补脑的、补肾的、补气的，也有活血化瘀的。她原本只是有一点更年期综合征，而且不太严重，可这么乱吃一通后，身体自我修复的能力受到严重破坏，气血越来越虚，反而出现了一大堆新的毛病。

第二类：知道大方向，但不会瞄准

这类女性已经知道了一些中医知识，但还不够细致和完整，每当生病时，她们模糊地知道身体在哪方面出了问题，但不能做到"精确打击"。于是，凡是能起到类似作用的东西，都一起往上招呼，这就像拿机关枪朝一个方向扫射，一百多发子弹打出去，总能有一颗打中目标吧？最后，或许身体确实有了起色，但具体是什么起了作用，她自己也说不清楚。这里面还有一类，就是也知道大方向，但是就是不敢尝试，拖了好久，病情依旧，比如我经常收到类似的留言："罗博士，我知道我是阳虚，很想尝试艾灸，可是又拿不准是否适合我，想了好久都不敢试，您说我适合艾灸吗？"真的见面，其实她就是阳虚，如果真的艾灸，身体可能早就好了。这一类人，需要具体指导一下，就更妥当了。

第三类：久病成良医

这类女性通常自己都曾有久治不愈的问题，于是自学中医，掌握了较多的中医知识，并能够灵活运用。我有一位名叫安玉的女粉丝告诉我，因为自己身体总是出问题，所以一直很关注我的文章，经常做笔记。一次，她月经过后总是淋漓不尽，就用学到的方法自己进行分析。她发现，自己舌下两条静脉是紫黑的，马上意识到这是身体有瘀血的指征，而脸上出现的斑点，和肚脐周围硬硬的肿块，也表明体内极有可能存在瘀血。

于是，她每天用温水冲服"三七粉"3克，尝试自己医治自己。开始时确实有些紧张，毕竟无法百分百确保对症，坚持到了第三天的早上，她在照镜子时惊喜地发现，舌下静脉的颜色有了变化，从之前的完全紫黑，变成了现在边缘处的微细血管已经呈现粉红色，她知道这是药起了作用，就放心继续用药。很快，她的月经开始正常，脸上的斑点也明显变淡，肚脐周围硬硬的肿块更是小了很多。当她喝了一周的"三七粉"后，舌下静脉的颜色基本转为粉色了。

这位安玉女士在粉丝反馈中说，只有自学中医，懂得中医的道理之后，才敢去尝试，而她现在已经成为全家人的保健医生，可以及时为自己和家人治疗很多小毛病。

3. 懂中医，山药是灵丹；不懂，人参也是毒药

女性天然具备学中医的优势。

在中医里，辨证施治永远是最重要的，而辨证需要的是细心观察，这恰恰是女性最擅长的。

在我公众号的粉丝反馈中，还有一位女士，她过去对中医知识一无所知，孩子一发烧，就必定让孩子吃药、打针、输液，可各种抗生素越吃越多，孩子的体质却越来越弱。此外，她的父亲有高血压，她竟然不知道猪油对高血压患者非常有害，回家看望父亲时，还特意给父亲熬了一盆猪油，放在冰箱里嘱咐他慢慢吃，这件事让她至今后悔不已。她感叹道：很多疾病都起源于无知，很多生命也结束于无知。

从她自学中医后，事情开始有了改变。

有一天她接到丈夫的电话，说婆婆在老家突然病危。她急忙赶回去，只见昔日硬朗的婆婆，如今奄奄一息躺在重症监护室里，浑身插着管子，双目紧闭，医生已经下了两次病危通知书，婆家人都认为老太太真的要不行了。

而她在问了婆婆的得病过程后，冷静地告诉大家："放心吧，能治好！"

原来，老太太在端午节那天与邻居一起包饺子，当地的风俗是一个饺子必须有男人拳头那么大，老太太一顿饭吃了四个这样的大饺子，吃完就病倒了，被送到医院后直接就进了重症监护室。而这位女士得知情况后，从药店买来正宗的怀山药和焦三仙熬水，分次给婆婆喂下，结果，一个星期后婆婆就出院回家了。

因为懂得中医，两次病危通知书并没有让这位女士恐慌，反而在别人都要放弃的时候，依然及时抓住了病机。从头到尾，她没有把脉，没有看舌头，只是通过询问得病过程，就切中了病症的要害。特别智慧的一点是，她一方面用焦三仙化积食，一方面又用怀山药把老人的正气扶起来，这才让老人从生死边缘转危为安。

现在养生的书特别多，养生节目也不少，但很多人都有一个误区，希望能够从中找到一个方子，一服药就解决眼前的问题，或者是能得到什么秘诀，可以踏实享用一辈子。其实，所有的药物和保健品，都必须在中医理论的指导下，分清寒热和阴阳后才能使用。举个简单的例子：您是热症，就要服用寒药；您是寒症，就要服温热的药。如果得了热症还用人参，绝对是火上浇油。

没有中医理论指导的养生，是愚蠢的，也是可怕的。健康面前人人平等，哪怕您地位显赫，财力雄厚，名声响亮，只要用错了药，同样会出问题。苏东坡在文学史上头衔一大堆，但就是丧命于吃错药。宋代时候方书特别流行，大家都热衷于尝试各种药方，只要一个人说好用，一群人不由分说就都试上一把。那时候人们看病就像查字典，比如头疼了，就翻到方书里说头疼那一页，在下面列出的一堆方子中随便选一个，结果自然是贻害无穷。苏东坡就是受害者之一。

苏东坡的一生，可谓坎坷不断，大部分时间都在流放中度过，60岁时又被朝廷流放到了荒凉的海南儋州，直到4年后才获朝廷赦令，从儋州北归。苦尽甘来，一路上各级官员、亲朋故交全都盛情款待。当苏东坡到达常州时，正好是酷暑天气，晚上睡觉时觉得船舱里太热，索性坐在了舱外，还灌下了不少冷水解暑，内外夹击一下子就受了凉。到了半夜，急泻不止，凌晨时已经拉到全身无力了。中暑和喝冷饮导致的腹泻，是由于阳气被寒湿抑制住了，可以用治疗脾胃受湿、阴阳气逆的"大顺散"，或者"清暑益气汤"，但他自己却用黄芪熬粥服用，将湿邪严严实实地堵在了体内。第二天，老朋友米芾又设宴款待，他赴宴后病情加重，胸腹胀痛，但此时他又犯了一个致命错误——继续按照原来的思路服用了人参、茯苓和麦门冬。药吃下去简直是雪上加霜，先是他的齿间流血"如蚯蚓者无数"，紧接着全身高热，不久便溘然长逝了。

这样的"医疗事故"并不只出现在科技不发达的古代，而今很多人也一样会犯同样的错误，有病不分寒热，不问虚实，随便从哪抄来个方子就用，结果往往出了大问题。我之所以用大量精力来普及中医知识，就是想告诉大家，一定要分清寒热，辨明虚实，什么时候用什么方子，什么时候不能用什么方子，什么人适合用，什么人不适合用，必须都心里有数。就像前面那个救治婆婆的案例，怀山药和焦三仙都是平常的亦食亦药之物，如果懂点中医，它们就会成为救命的灵丹妙药，如果弄错了，像苏东坡那样，即使是千年人参，也是要命的毒药。

4.自我诊断，关键记住这四点

很多女性的身体会同时出现几个问题，她们往往会为此慌乱，既想将问题赶紧解决，又千头万绪不知从哪入手。在我看来，这就像身上挂了好几颗定时炸弹，就算再着急，也只能一个一个往下拆。至于先后顺序，可以参考"三步走"的思路，结合具体情况灵活处理。例如，有的女性有肝气郁结的问题，也有血虚的问题，就要先疏肝，再养血。不少女性很重视滋补，但每次一吃补药就上火，用各种方法养血都没有效果，其中一个重要的原因就是肝气郁结的问题没解决。只有疏通肝气之后，养血和其他滋补手段才能顺利进行。

而对于血虚并且又有瘀血的女性，可以先服用"玉灵膏"补血，然后用"桃红四物汤"泡脚：

配方：熟地9克、当归9克、赤芍9克、川芎6克、桃仁6克、红花6克。

用法：熬水泡脚，水温不用太热，温水即可，一天泡两次，每次泡二十分钟左右。一天一剂。一周即可。

这个方子里的四物是指熟地、当归、川芎和赤芍这四味药，主要功效是养血活血。熟地黄是滋补肾经的，有固本的作用；当归是养血活血的；川芎也是活血的药，它进入血中能行气；赤芍可以养血，起收敛的作用。这四味药配合在一起，有补有通，是治疗妇科血证的良药。再加上桃仁、红花，就叫"桃红四物汤"，可以增加活血通络的作用，补血和化瘀同时进行。

用"桃红四物汤"泡脚一周左右，再每天服用"三七粉"1—2克化瘀。只要您确实存在血虚和瘀血的问题，这个方向就是正确的，身体一定可以逐渐转好。

在我的粉丝群里，有很多女性朋友通过这样的方式，自己把身体调理得非常好，之前经年累月都没能治好的病，现在都痊愈了。而我也见过很多女性，她们没有好好学习过中医，对身体全然不了解，一遇到问题就很惊慌："天啊，我怎么这么多毛病，这可怎么办？我该从哪里开始调理才好，真是越琢磨越晕。"其实，这些女性完全可以通过学习中医知识，学会自我诊断，自己对症调理。

自我诊断时，一定要记住以下四个要点：

（1）冷静观察

我相信，绝大多数女性自学中医的目的，并不是为了当医生，而是为了保护自己和家人的健康，尽量少生病，最好不生病，即使得病也能找出办法，把疾病消灭在萌芽状态。虽然，我们无意成为专业医生，但要学会用医生的视角观察别人，尤其是对自己。

自我诊断的对象不是别人，正是自己。所以，当您感到自己的身体不舒服时，要先调整心态，不急不躁，把自己当成病人一样进行冷静观察，仔细想一想：自己吃过什么东西，近期是不是生过气，最近天气有什么变化，是不是穿得太少着了凉，或者穿得太多？当然，您还可以对着镜子看看自己的舌头，您的舌头平日里是什么情况您最了解，有什么变化也肯定一眼就能看出来。

（2）不能一刀切

病是复杂的，尤其对于女性。我学医这么多年，还从来没有见过任何一位女性的病是单独一个原因导致的，比如只有阴虚、只有血虚、只有瘀血，或者只有肝气郁结，这种"只有某某而没有其他"的情况从未有过。

女性的病，常常是很多因素纠结在一起的结果。比如，既有肝气郁结，同时也有血虚，甚至常常是相互矛盾的症状混杂在一起，比如既怕冷，却又感觉燥热，这在中医里叫寒热错杂，用白话说就是身上忽冷忽热，这种情况在女性身上十分普遍。

所以，自我诊断千万不能一刀切，不能死板地要求非黑即白，一定要杜绝这样的单线思维方式。

（3）不要先怀疑，后论证

自我诊断时，不要预先去怀疑自己得了什么病，然后再搜集证据来证明。您要像警察破案一样，事先不确定任何人是罪犯，也不相信任何人完全无辜，一切让证据说话。一旦您先给自己的病预设了一个怀疑的目标，眼睛就会只盯着与之相关的症状，而忽视其他症状，而那些症状也许更加关键。这就像您怀疑某个人是贼，最后会发现他的一举一动越来越像一个贼，但事实未必如此。

曾经听一位北京的朋友说，他的妻子某天回家后，说自己胳膊很麻，怀疑心脏出现了问题，很快她又感到胸闷、气短、呼吸困难，这更加深了她的怀疑。朋友赶紧带着妻子去协和医院检查，各种心脏检查做下来，什么问题也没有。回家的路上，朋友替妻子拎包，在提起包的一瞬间，恍然大悟——原来她的包这么重——提着如此重的包，马不停蹄地逛了一下午商场，胳膊能不麻吗？至于她后来的胸闷、气短、呼吸困难等现象，不过是因为紧张、焦虑和恐惧导致的心理反应。

（4）不要自己骗自己

自我诊断，最重要的一点是诚实。自己脾气不好，就要敢承认，把它当成证据链中的一个证据，千万不要因为不好意思而自欺欺人。

吉林一家出版社的一位朋友曾带着他的女同事找我看病，我诊完脉之后，又看了看她的舌头，问："您是不是经常生气，容易窝火？"

"没有呀，我脾气一直挺好的！"

我很纳闷，她肝气郁结的舌象十分明显，难道是我诊断错了？

后来，趁着她上洗手间的时候，朋友偷偷对我说："罗博士，您看得太准了，全出版社近百号人，就数她脾气最大。"

诚实，是中医辨证的关键。过去，老人常常对我说："人哄地皮，地哄肚皮。"在种地时糊弄农田，就长不出庄稼，最后挨饿的是自己。自我诊断也一样，如果您对自己还要捉迷藏、兜圈子，神仙也帮不了您。

第 **2** 章

女性90%的病
都是憋出来的

1.气大真的会伤身

有些女性早上起床后，感觉自己像是一宿没睡，浑身酸痛，精神疲惫；有些女性会突然呕吐，头晕得无法站立；有的女性莫名其妙胃痛、胃胀，心脏也百般不适；还有的女性一来月经就疼得起不来床，经期不是提前，就是错后，甚至早早就闭了经……她们到医院反复检查，却查不出病因，吃药也不见效，只能长期忍受病痛的折磨。

这些女性的病，其实都因为一件事——憋屈。

中医说"百病生于气"，这个"气"就是指"肝气郁结"，也叫"肝气不舒"，简称"肝郁"，原因就是生气和憋屈。

每个中医都知道，肝气郁结会导致许多妇科疾病，比如痛经、月经不调、外阴瘙痒、黄褐斑、雀斑、不孕不育、乳腺增生，甚至乳腺癌等。气大真的会伤身，尤其是对女性。以我的经验来看，男性80%的身体问题有肝气不舒的影子，而女性的比例更高，能达到90%。人们常说女怕伤肝，男怕伤肾，女性以肝经为重，男性以肾经为重，对这个概念，女性必须给予足够的重视。

那么到底什么是肝气郁结呢？

想弄清楚这件事，咱们得先弄明白，中医的"肝"与西医的"肝"有什么区别。中医所说的"肝"，与西医解剖学中的那个"肝"并不是一回事，它虽然包括解剖学的"肝"，却又是一个庞大的系统。在这个系统中，肝主藏血，主疏泄，当人抑郁、紧张、焦虑、生气和憋屈的时候，身体气机就会郁滞，导致肝无法发挥疏泄功能，这就叫肝气郁结。

在中医里，肝的疏泄功能主要包括四个方面：

（1）调畅气机

对于气的升降出入，肝能起到调畅作用。有的女性情绪不好，就会感到身体到处都"堵"，比如，有人觉得咽喉里总堵着个梅核一样的东西，这叫梅核气，就是情绪郁闷导致的。

（2）通利气血

有的女性患者，生气之后就会月经紊乱，甚至闭经，这是肝疏泄的功能出了问题。

（3）促进脾胃的运化

也有女性在生气过后，发现自己开始腹痛、腹泻，这也是肝疏泄异常的缘故。

（4）调畅情志

如果肝气疏泄失常，气机不调，气血不和，则可引起情志的异常变化，患上焦虑症和抑郁症等心理疾病。

中医认为，"肝"属木，对应春天，肝气的疏通、调达和升发，能让身体如春季般万物复苏，生机盎然。相反，肝气郁结，气机不畅，则会让人黯然失色，百病丛生。

2. 如何诊断自己是不是肝气郁结

破案必须讲证据，自我诊断也是一样，不能想当然。肝气郁结最关键的证据，可以从舌头上去寻找。一般人的舌头是椭圆形的，而肝气郁结的人，舌头是尖的，而且舌尖和舌边发红——这是肝气郁结证据链中最关键的一环。（见图128—129页）

当然，要把肝气郁结坐实，定为铁案，您还需要以下"证据"：

（1）口苦：尤其是早晨起来，很多女性觉得嘴里有股苦味。

（2）咽喉干：感到口腔和咽喉里很干燥，似乎没有津液，但这只是感觉上的，观察舌头的话，有的人还能看到上面满布着唾液。

（3）咽喉有堵塞感：总觉得喉咙里像堵了个杨梅核，吐不出来，咽不下去，这叫"梅核气"。

（4）眩晕：有的女性经常头晕目眩，有的是全天都晕，有的是突然晕几下，有的人还会感觉头痛。

（5）胃口差：前面说过"肝木横逆克脾土"，所以肝气不舒会引发各种脾胃问题，比如没有食欲、胃胀、胃痛等。

（6）身体忽冷忽热：穿上衣服就热，脱了又冷，房间温度高一点就喊热，出门又嫌冷。

（7）易怒：肝气不舒的人，经常烦躁，容易发火，也容易生闷气。

（8）容易呕逆：因为"肝木横逆克脾土"作祟，导致胃气上逆，总感觉胃里有气往上顶，会打嗝、反酸水甚至呕吐。

（9）胸闷：感觉胸闷，甚至心悸，并被诊断出心脏有问题。我认为心脏有问题的人，只要舌形是尖的，都应该先疏肝理气，这样心脏的问题就能化解。

（10）肋骨胀痛：肋骨里面总有胀痛的感觉。

（11）失眠多梦：在我看来，失眠主要有两个原因：一个是血虚，另外一个就是肝气不舒。多梦也是肝气不舒的表现，这样的人一入睡就会不断做梦。

（12）情绪低落：唉声叹气，悲春伤秋，还特别敏感。

（13）手脚冰凉：很多人都知道，手脚冰凉的原因有阳虚、血虚和瘀血，但肝气郁结造成的手脚冰凉，人们却少有了解。如果手脚冰凉，同时符合前面的症状，就要考虑是否有肝气郁结。

以上都是您诊断肝气郁结的依据，如果至少有一两条相符，同时舌形还是尖的，基本上就可以判断是肝气郁结。其实，即使不看这些症状，女性们也能心里有数。自己的心情是否舒畅、遇到过什么糟心事、受了谁的气、心里是不是窝火、工作压力是不是很大……这些事情自己比谁都清楚，所以我总说，真正肝气郁结的诊断标准，在您自己的心里。

3. 万病从肝治

既然百病生于气，那么只有解决了肝气郁结的问题，女性才会少生病，甚至不生病。

让人肝气郁结的事，大致有以下几种：

家庭不和谐：夫妻经常吵架，婆媳关系紧张等，都会导致肝气不舒。

社会压力：比如一些大龄未婚女性，经常要承受来自父母、亲朋、同事的花式逼婚，再加上总有舆论唱衰这一群体，她们常会压力山大，造成肝气不舒。

工作压力：现代职场不存在性别优待，女性在工作中承受着空前压力，尤其是白领女性，被家庭与事业不断撕扯，绝大多数都有肝气不舒的现象。

自我疏导的能力差：很多女性遇事想不开，爱钻牛角尖，总是关注生活和工作中消极的一面，不会自己开解自己，这类女性几乎都有肝气郁结的问题。

肝气郁结有两种表现，一种是气郁，即：气机郁滞在体内，人处在郁闷、压抑的状态之中，也就是人们常说的"憋屈""生闷气""心里堵得慌"，这是典型的肝气郁结。还有一种，是肝气郁滞久了，积热化火，变得肝火旺盛，气性大，脾气暴躁，一点就着。第一种人整天长吁短叹，闷闷不乐，很容易憋出大病，她们委屈了自己；第二种人情绪冲动，稍不如意就河东狮吼，既委屈了别人，也伤害了自己。

很多女性说，她们知道自己身体状况很差，也想吃一些补血的营养品，可是一吃嘴里就会起溃疡，或者吃完后，半夜醒来就难以入睡，翻来覆去躁得很。有人认为这是"虚不受补"，其实，这类问题多数是肝火导致的，肝火堵在那里，怎么可能补得进去？

肝气不舒的危害非常之大，超乎人们的想象，它会让您瘀血、脾气虚弱、水湿郁结，还会让您阴虚阳亢……总之，肝气不舒的"罪状"罄竹难书。北京中医院的王国伟副院长在北京电视台《养生堂》做节目时，提出一个口号——万病从肝治。

如今，肝气不舒的人比比皆是，尤其是女性，她们照顾家庭，奔波事业，忙于抚养、教育孩子，还要孝敬父母公婆，各种压力将她们团团围住，肝气不舒很难避免。我在读博士的时候，曾听说有位老中医，一辈子就用一个方子——小柴胡汤加减，以此疏肝理气，治好了不少人的病，每天患者盈门。我当时的临床经验不多，心里很怀疑：这怎么可能呢？

毕业后我逐渐发现，女性疾病基本上都有肝气不舒的影子，而我每天给女性推荐的，也都是柴胡类方。所以，女性养生一定要先自查一下，是否有肝气不舒的问题，因为只有疏通了肝气，调畅了气机，才能更好地使用其他养生方法。

4.女人经常生气，容易乳腺增生

女人生气胸会疼，这并不是句玩笑话。

女性每天难免遇到些不顺心的事，如果没能及时排解，动不动就生气，必然会导致肝气不舒，气机瘀滞，阻塞气血循行。不良情绪是有后遗症的，夫妻间吵上一架，然后和好，看起来是雨过天晴了，但体内的肝气郁结，已经又悄悄地形成了一次，导致气机失调的有害物，也又增加了一点儿。

现在，患乳腺增生的女性真的太多了，据说北京广安门中医院里，治疗这种病的药物经常断货，供不应求。

很多女性问："罗博士，乳腺增生到底是怎么产生的，我该注意什么？"

乳腺增生，真正的罪魁祸首就是肝气不舒，也就是心情总是焦虑、紧张、委屈、生气。人一生气，肝就罢工，肝一罢工，肝气堵在那里，气机郁积，就容易患上乳腺增生。古代医书里，乳腺增生被称作"乳癖"，中医很早就认识到，这种病和肝气不舒紧密相关。如清《疡医大全·乳癖门主论》有："乳癖……多由思虑伤脾；怒恼伤肝，郁结而成也。"

中医认为，乳头属肝，乳房属胃，如果木土失和，肝与脾胃失调，则会出现乳癖。

现代女性工作压力大，生活节奏快，再加上缺乏心理上的疏导，所以，气不过、想不通、放不下的事情也特别多，患乳腺增生的人也就越来越多。

乳腺增生危险吗？发展下去会怎么样？

根据卫计委提供的临床分期标准，乳腺增生可以分为五个阶段：

┃期乳腺增生：乳腺小叶增生，是乳腺的初期增生，多发生在 25 ～ 35 岁，症状表现较轻。

Ⅱ期乳腺增生：乳腺腺病（乳腺导管扩张症），是乳腺初期增生的进一步发展，从小叶增生发展到乳腺导管扩张，称为乳腺腺病，多发于 30 ～ 45 岁，症状表现严重。因为症状明显，容易引起重视，但往往治愈比较困难，久治不愈会造成精神压抑，导致症状加重。严重导致内分泌紊乱，如月经不调、失眠多梦、肤色晦暗等系列反应。

Ⅲ期乳腺增生：囊性增生（乳腺导管扩张合并上皮细胞增生症），是乳腺Ⅱ期增生的进一步发展，多发生在 40 ～ 55 岁，症状表现非常严重。Ⅲ期增生的癌变率在 70% 以上，必须积极治疗和定期检查，Ⅲ期乳腺增生往往会给患者带来精神压抑及恐惧心理。

Ⅳ期乳腺增生：乳腺囊肿病。乳腺导管细胞及上皮细胞大量堆积死亡，形成囊肿性肿块，癌变率 90% 以上。

Ⅴ期乳腺增生：乳腺癌。多由囊性增生和囊肿进一步发展而来，乳腺癌的早期治疗首选手术，保乳与否应根据具体情况。

虽然多数女性的乳腺增生处于Ⅰ、Ⅱ期，但也必须引起重视，及时进行调理，而调理的方法，当属疏肝理气。

在每次月经前的一周，可以服用中成药"逍遥丸"。

配方：柴胡、当归、白芍、白术（炒）、茯苓、炙甘草、薄荷、生姜。

用法：按说明书。

如果舌质红，自我判断有肝火，可以服用中成药"加味逍遥丸"。

配方：柴胡、当归、白芍、白术（炒）、茯苓、炙甘草、牡丹皮、栀子、薄荷、生姜。

用法：按说明书。

月经结束后，就不必再用药了，到下个月经周期之前，再服用一周的时间。

"逍遥丸"有疏肝、补血、养脾的作用，对于经常生气动怒的女性，尤其适合，而这种月经前使用的方法，效果最佳。"加味逍遥丸"是在原来"逍遥丸"的基础上，增加了丹皮、栀子两味药，能泻心肝之火。我有一位女性朋友，出国前患了乳腺增生，回国后兴高采烈地告诉我："我终于知道这个乳腺增生怎么治疗啦，原来吃'加味逍遥丸'就能好！"她坚持服用了半年"加味逍遥丸"，增生全部消失了。

用以上药物治疗，对乳腺增生能起到改善调理的作用。如果平时经常用玫瑰花、月季花泡水代茶饮，也会有效果。而现在很多医生常用的"乳癖散结颗粒"，也能奏效。

对于肝肾亏虚、冲任不调的女性，也可以少量地配合服用一点儿"乌鸡白凤丸"。

5. 中年女性易患甲状腺结节，该如何调理

第一次见到这个病，是从一位中年女性患者身上。通过诊脉，我发现她肝火太盛，询问之后才知道，因为孩子的学习问题，她经常大发雷霆，由于当时我还只是一名学中医的学生，没有充分的把握，就没敢轻易开方子。

但从那以后，我开始关注这种疾病。我注意到，有位老中医曾特意提示：此病不是甲亢，不能按照传统中医用一些海藻、昆布等药来调理，否则会越来越重。但遗憾的是，后来我遇到很多患了甲状腺结节的女性，她们去中医院治疗，结节不但没有变小，反而变大了，身体也越来越糟，而她们的方子里，很多都用了海藻、昆布等药物。这是很多中医的固定思维，一遇到甲状腺问题，认为就得用这些药。其实，哪有一成不变的套方，对证才是王道。我决定重

新思考如何治疗甲状腺结节。

巧合的是，我的母亲体检时也发现了这个病，我请老家最好的西医进行复查，这位医生是我的一位好友，她检查出母亲有五个结节。听到我想用中药给母亲调理时，她笑得意味深长："可能调理下去吗？我干了这么多年，还没有见到能变小的结节，如果你母亲的变小了，我们可要赶快写篇论文发表。"

朋友当然是开玩笑，可关系到母亲的健康，我自己一定要尽力解决。由于那段时期母亲肝火很旺，我根据母亲的具体情况，以古方"栀子清肝散"为基础，开了些清肝泻火的药物，给母亲服用。

大约两个月左右，母亲再去检查，五个结节竟然只剩下两个了，而且这两个也都变小了。再后来，由于母亲很忙，说什么也不肯服药了，不过一直到现在，结节还只是两个，没有继续发展。

从那以后，我对这个病就有了心得。我发现自己遇到的患者，无一例外都是肝火很旺，情绪不佳，而起因无非是工作、家庭和子女教育上的各种不顺心。

仔细想想，中医认为肝胆经主疏泄，是阴阳之枢纽，如果情绪不佳，直接会影响肝胆的疏泄。而阴阳之枢纽，就在身体的两侧，所以，如果脖子两侧有问题，十有八九是肝胆经出了问题。中医理论看起来有点"玄"，其实是很科学的。

后来，我按照这个思路，将这个方子改成了一个泡脚方：

配方：柴胡6克、炒栀子6克、丹皮6克、香附6克、当归6克、川芎6克、白芍9克、茯苓20克，郁金6克，远志6克。如果肝火较大，可以加上牛蒡子6克、夏枯草6克。

用法：熬水，药汁兑入温水泡脚，每天最好能泡两次，每次泡二十分钟左右，水淹过脚踝即可。

这个方子里，柴胡是疏肝的；炒栀子能泻心火，清三焦之火；丹皮是疏肝气的，泻肝火的力量很强；香附是理气的；当归是养血的；白芍是柔肝敛阴的；郁金、远志有理气安神的功效。

此方很简单，就是养血疏肝，理气通络。当然，如果病情严重，稍微喝点也行，但需要请当地医生帮助判断，根据体质进行加减。

我用这个方子给一些女性调理甲状腺结节，效果很不错。比如，有一次，一个杂志社采访我，杂志社的主编说她就有此病，我介绍她用这个方子泡脚，结果还不到一个月，她自己去医院检查后，兴奋地打电话告诉我："罗博士，结节全部消失了！"

6．一生气就胃难受？既要泄肝火，又要养胃阴

女性的脾胃问题，也多与情绪不佳有关。很多女性一生气，恨不得下一分钟就犯胃病，要么是胃痛、胃胀，要么便秘，或者腹泻；有的还会有呕逆的感觉，经常打嗝，严重时还会呕吐，这些都是胃气上逆的缘故。在中医里，这是一个非常著名的说法，叫"肝木横逆克脾土"，或"肝火犯胃"。

清代名医叶天士提出了"胃阴"学说，认为肝火大的人，往往会伤及"胃阴"，导致脾胃出现问题。这种情况下，应该怎么治疗呢？

叶天士对此思考得比较缜密，他认为，如果用常规的疏肝理气方法，很容易伤及胃阴；而如果补中益胃，又害怕造成壅逆呆滞，于是提出了"养胃平肝法"，即一方面养胃阴，一方面柔肝木，两者结合。我根据他的思路，总结出了一个方子，叫"疏肝养胃泡茶方"：

配方：太子参 6 克、怀山药 9 克、生地 6 克、北沙参 6 克、麦冬 6 克、石斛 6 克、玉竹 6 克、香附 6 克、郁金 6 克、佛手 6 克、白芍 9 克、木瓜 6 克、甘草 6 克，粳米一把。

用法：熬水，代茶饮。

罗博士特别叮嘱：孕妇忌用。

这个方子里用的都是性质平和的药，如果女性诊断自己舌质发红，舌苔非常薄，甚至没有舌苔，舌头像镜面般光红，同时口干舌燥，容易饿，但是吃点儿东西就胃胀、胃痛，不敢吃硬的食物，喜欢吃凉润的食物，人越来越消瘦，这就是肝火犯胃。一般喝两三天"疏肝养胃泡茶方"，就基本可以恢复。

有位女士因为心情不好，导致胃胀、胃痛、不断打嗝，难受到无法忍受，她自己吃胃药不管用，推拿也只是短暂见效，很快又开始痛。她去看西医，医生开了控制胃酸和调节胃动力的药，按照溃疡病进行治疗，服用后稍微有些效果，但总是不能痊愈。找到我后，我看她舌质暗红，不是淡白的舌像，于是判断她是肝火伤到了胃阴，就推荐了"疏肝养胃泡茶方"，饮用当天，疼痛就有了减轻，第二天就彻底不疼了。

7. 难言之隐，可以用疏肝理气来调理

很多女性都有这样的疑惑：我的卫生习惯很好，但却总是阴部瘙痒，这是怎么回事？

我曾经治疗过合肥一位女士的阴痒病，她每天凌晨都会发作，次次痒到坐卧不安，这种痛苦，不少女性都深有体会，阴部瘙痒十分难缠，时不时就会出现，而且让人难以启齿。

经过诊断，我发现她的病是肝火太旺导致的，因为早晨对应肝，所以她每天早晨的时候病情发作，于是疏肝泻火，果然很快就痊愈了。

肝经循经路线（见图2-1）大致是这样的：从足大趾背毫毛部开始，向上沿着足背内侧，上行小腿内侧，离内踝八寸处交出足太阴脾经之后，上膝胴内侧，沿着大腿内侧，进入阴毛中，环绕阴器，至少腹，上行夹胃旁边，属于肝，络于胆；向上通过膈肌，分布胁肋部，沿气管之后，向上进入颃颡（喉头部），连接目系，上行出于额部，与督脉交会于头顶。它的支脉：从"目系"下向颊里，环绕唇内。它的支脉：从肝分出，通过膈肌，向上流注于肺经。

肝气不舒对女性的生殖系统影响很大，因为肝经"绕阴器"，女

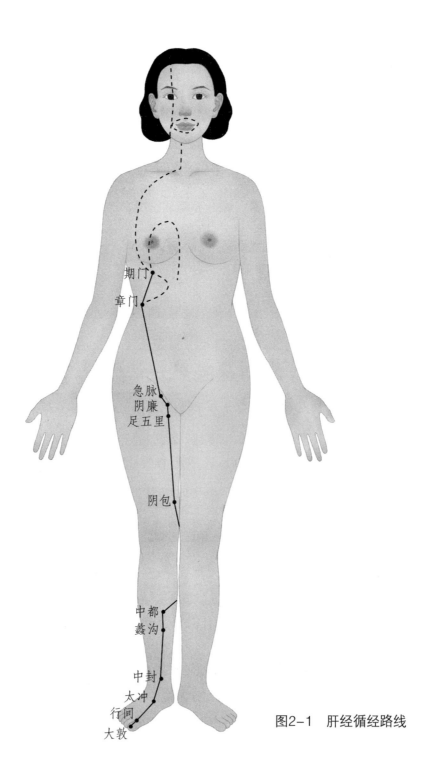

图2-1　肝经循经路线

性子宫的很多问题，也都是肝气不舒引起的。

对于阴痒病的女性，如果确诊是肝火太旺导致的，可以服用"加味逍遥丸"，配合一点薏苡仁、赤小豆熬水喝，来清利湿热。平日里还可以配合使用下面这个方子。

配方：玫瑰花6克、月季花6克。

用法：泡水代茶饮。

8. 治疗气滞血瘀，用"血府逐瘀汤"

气，是推动血液运行的动力，但如果肝气郁结，气机不畅，就会动力不足，导致血液流通不畅，最终出现瘀血，这就叫"气滞血瘀"。

很多女性都有气滞血瘀的问题，有的是身体某个部位有瘀血；有的是全身都潜藏着不同程度的瘀血；有的是血液循环不畅。这些都是健康隐患，必须及时改善。

遇到气滞血瘀，单纯的活血化瘀效果不会太明显，必须双管齐下，在舒肝调畅气机的同时，再去活血化瘀。对于这类情况，古人研究出了一个著名的方子，叫"血府逐瘀汤"。

　　"血府逐瘀汤"，是清朝名医王清任创立的。起因是王清任在解剖尸体时，发现膈膜上兜着一洼血，就认为活着的人也是如此，所以管这里叫"血府"，并认为"血府"一旦瘀血，会导致很多问题。所以，"血府逐瘀汤"按照原先的说法，主要是治疗胸中瘀血的。其实，在解剖学上并不存在"血府"，不过，王清任所应用的中医理论却没有错，他的这个方子，就是疏肝理气，同时活血化瘀。

　　由于肝气不舒，气机郁积，会在胸部表现得特别突出，所以，用活血化瘀加疏肝理气的思路，是非常切合临床实际的。这是个很有意思的状况，王清任试图把中医理论和他的解剖实践相结合，其实没能结合上，但他根据中医理论制定的方子，却效果神奇，并流传至今。这个方子是这样的：

> 配方：当归9克、生地9克、桃仁12克、红花9克、枳壳6克、赤芍6克、柴胡3克、甘草3克、桔梗5克、川芎5克、牛膝9克。
>
> 用法：熬水，泡脚。
>
> 罗博士特别叮嘱：泡脚的时候，不要饿着肚子；另外，孕妇忌用。

　　这个方子的组成，是以"桃红四物汤"打底。不过，由于"血府逐瘀汤"所治疗的病症，往往多郁而化热、有肝火，所以熟地换成了生地，能起到凉血的作用。而桃仁被重用，是为了加强活血化瘀的作用。一般有瘀血的女性，可以用"桃红四物汤"泡脚，同时服用"三七粉"，这样活血化瘀的效果更好。为什么要一边养血，一边化瘀呢？这就好比想疏通河道里的淤泥，首先必须让河道有水，才能顺势冲跑淤泥。

在"血府逐瘀汤"里面，除了"桃红四物汤"，还有"四逆散"，其成分是：柴胡、芍药、枳壳、甘草。"四逆散"，是专门调理肝气不舒导致的气机郁滞。所谓四逆，是指身体表里、上下不能调和，阳气郁闭于内，四肢怕冷。怕冷通常有几种原因，其中一种是阳虚，还有一种是肝气不舒。

在"四逆散"里面，柴胡药性上行，枳壳下行，将气机上下通开；柴胡外散，芍药内敛，将气机内外调畅，所以，这是一个调畅气机的方子。在"血府逐瘀汤"里面，又加上了桔梗和牛膝两味药，桔梗药性上行，牛膝下降，也是起到调畅上下气机的作用。

总之，"血府逐瘀汤"的核心是：调畅气机，活血化瘀，再加养血。王清任巧妙地把这三个调理的方向，糅合成了一个方子。治疗的症状也比较广泛，只要是肝气不舒，气机瘀滞，同时伴有瘀血的，都可以用此方调理。如果你有如下症状，就可以用"血府逐瘀汤"泡脚：

（1）胸痛，头痛，日久不愈：这种疼痛好像针刺似的，固定在一个位置上，这都是气滞血瘀导致的疼痛。

（2）长期呃逆，喝水都会被呛，或者干呕：这是肝气不舒、胃气上逆的体现，再加上有瘀血，病情会比普通的肝气不舒更加顽固。

（3）内热，瞀（mào）闷：内热，是指心中烦热；瞀闷，根据王清任自己解释，就是遇事想不开，即小心眼、爱钻牛角尖所导致的郁闷。

（4）心悸怔忡，失眠多梦，急躁易怒：这是比较明显的肝气不舒，甚至肝火旺盛的表现。

（5）入暮潮热，唇暗或两目黯黑：这是瘀血的症状，如果再加上舌质暗红，或舌有瘀斑、瘀点，脉涩或弦紧，则可以明确诊断。

女性在使用这个方子时，如果能请教身边的中医，根据体质进行加减，效果会更理想。

9. 总觉得喉咙堵得慌，是什么原因？该如何调理？

很多女性在咽口水的时候，发现喉咙里好像有东西堵着，大惊失色，以为得了食道癌，可是去医院检查了一圈，又没有什么问题，这是怎么回事呢？在中医里，这种情况叫"梅核气"。

梅核气，这个病的名字特别形象，说的是患者感觉咽喉之间像被塞了一个杨梅的核，堵着那里咽也咽不下，吐也吐不出，还神出鬼没，时有时无。

这病很诡异，虽然能明显感到咽喉中的异样，但也只是感觉，并不是真的有东西堵在那，吃饭说话也都不受影响。中医认为，这是因为心情不舒畅，使得肝气瘀滞，痰与气纠结，停留聚集在咽喉所致。患这种病的多数是女性，而且是情绪不佳的女性，她们有气闷在心里，气机阻滞，结于咽喉。而且这个病的发病与情绪的波动高度吻合，情绪好的时候一切正常，只要情绪不好了，病情顿时加重。

此病现代医学称之为咽异感症，又常被叫作咽部神经官能症、咽癔症、癔球。需要提醒大家的是，梅核气虽然多出现在咽喉部位，但在实际诊疗上，我见到在食道上端出现此病的也不少。而且，这种病除了咽部有异常的堵塞之感（如痰黏感、梗阻感、异物感等）外，有时还会有灼热感，甚至有蚂蚁在里面爬来爬去的感觉。

那么，梅核气该如何调理呢？

张仲景在《金匮要略》里，针对这种病有一个方子，叫"半夏厚朴汤"。

配方：法半夏12克、厚朴6克、茯苓12克、生姜15克、苏叶6克。

用法：在熬药的时候，把水熬掉一半多一点儿，然后药汁分成四份，白天喝三份，晚上再喝一份。

罗博士特别叮嘱：孕妇忌服。

这个方子里，法半夏化痰开结，降逆和胃，把气往下顺；厚朴下气除满，以散胸中滞气，可以行气祛湿，二者相伍，共为君药；茯苓渗湿健脾，助法半夏祛湿化痰；苏叶芳香宣肺，顺气宽胸，散胸中郁结之气，与厚朴共为臣药；生姜和胃降逆止呕，为佐药。

"半夏厚朴汤"为后世提供了调理梅核气的思路，有这个问题的女性，如果请医生在方子的基础上，增加一些疏肝理气的药物，会取得更好的疗效。

10. 肝气郁结，可以用罐拔掉

小时候，我只要惹我妈生气，她就会一手叉腰，一手指着我："你啊，气得我肝儿疼！"学了中医后，我发现这句话真不是随口一说。肝主怒，如果肝气郁结，肝上的火大，真的会让人难受。

而治疗肝气郁结，拔罐也能见效。拔罐穴位具体如下：

太冲穴

太冲穴（见图2-2）是足厥阴肝经上的穴位，在足背，第一、二跖骨间，跖骨底结合部前方凹陷中。在这个穴位拔罐，可以理气疏肝，活血化瘀，帮助调畅气血。

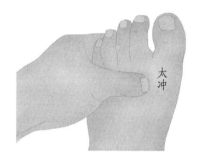

图2-2 太冲穴

期门穴

期门穴（见图2-3）是足厥阴肝经的募穴，在第六肋间隙，前正中线旁开四寸（乳头直下）。在此穴位拔罐，可以疏肝健脾，理气活血。还可以配合肝俞、膈俞进行拔罐，有疏肝、活血、化瘀的作用，主治胸胁胀痛。如果平时将双手放在胁肋部，搓摩胁肋，也可以疏肝解郁。

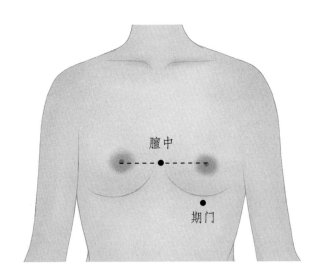

图2-3　期门穴和膻中穴

膻中穴

　　膻（dàn）中穴（见图2-3）在胸部，横平第四肋间隙，前正中线上（也就是两乳头之间）。在此穴位上拔罐，能够活血通络，宽胸理气，止咳平喘。即使按揉这个穴位，也会有很好的效果，可以缓解胸闷、咳嗽、呕吐等症状。

　　在以上穴位处拔罐，如果没有明显的不适，留罐10—15分钟。一般10次为一个疗程，可长期拔。拔罐后，罐印颜色的不同，反映出每个人的体质和身体状况：

　　　　罐印紫黑，说明体内有瘀血；

　　　　罐印暗红，说明身体有瘀热，且病变较重；

罐印苍白微肿，罐内壁出现水汽，则为脾阳不足导致的阳虚水泛；

罐印表面纹理明显，毛孔粗大且微痒，则为风邪和湿邪。

拔罐时，身体会有局部发紧、冒凉气、发胀等感觉，如果没有明显的不适，3到5天后罐印就能自然消退了，不需做特别处理。

第 **3** 章

疏肝气最有效的方法：
用"解郁汤"泡脚

1. 您可能正处在一个生病的气场

很多女性的憋屈，都来源于家庭。比如丈夫不懂体贴，简单粗暴，妻子就会肝气郁结；而反过来，妻子总是发火，丈夫也会肝气不舒。针对这种情况，我独创了一个概念，叫"家源性肝气不舒"，即：您生病的原因，来自您的伴侣、父母、孩子等整个家庭。

一次，我去某个省会讲课，当地一位知名企业家联系到我，说他母亲身体不好，经常胃痛，心脏也有毛病。企业家派手下的项目经理带老太太找我，当时我正在为讲课做准备，他们等了一会儿，我才腾出时间。我看了老太太的舌头，是典型的尖形，明显是肝气不舒，心中憋屈。我对她说："您身体上的所有病，可能都和憋屈有关。"话音未落，同行的项目经理不干了："我们老板家大业大的，他母亲怎么可能憋屈，你这看的不对。"脸上的表情还相当不屑。

谁知他还没讲完，老太太的眼圈已经红了，我一看，这怎么可能没有憋屈、没有郁结呢？我按照自己的思路，给她开了一个疏肝气的方子，让她回去泡脚，然后就接着去忙了。等我忙完回来一看，一群人围成了一个圈，中间坐着哭的，正是那位老太太。大家都在劝她："阿姨别哭了，想开点儿！"我很奇怪，怎么突然就哭起来了？原来，老太太虽然锦衣玉食，但跟老伴的性格一直不合，她的老伴很蛮横，每天都会对她各种呵斥，要么说她这事没做好，要么要求她必须变成那样。

老太太说："这死老头厉害了一辈子，我受了一辈子的气，今天才明白自己那么多的病，都是这一肚子委屈闹的。"

老太太回去后，按照我开的药方，每天熬一服用来泡脚，五天后，企业家打来电话说："罗博士，告诉您一个好消息，老太太之前那些毛病都没有了，胃不疼了，心脏也没事了。可是又有了一个新问题。"

"什么问题？"我连忙问。

"老太太提出要离婚，这可怎么办？您快帮忙想个办法吧。"

我一时不知怎么回答才好，想了一会儿说："你们家是搞房地产的，你可以搞两套别墅，再雇两个保姆，这边老太太住，那边老爷子住，省得两位老人天天在一个屋檐下打架，你们看这样行吗？"当然，这只是我的个人建议，至于最终是如何处理的，我就不得而知了。

其实，"家源性肝气不舒"非常普遍，我在商学院讲课时，下面学生的家里全是经营企业的，其中有位女士，她丈夫是全国闻名的企业家。她说自己身体一直不好，想请我看一看，诊断之后我很惊讶："您这是严重的肝气不舒啊，您日子过得那么好，还有什么事能让您紧张焦虑的？"

　　她叹口气："您可不知道，我老公的企业实在太大了，每天压力也特别大，他晚上回家一进门，全家都跟着倒吸一口凉气，我和我公婆立刻就进入紧张状态了，大气都不敢出。直到第二天早上他出了门，全家人才能松口气。"这位女士，包括她的公婆，都处在一个生病的气场中。

　　雾霾的空气很可怕，是因为能带来疾病，而紧张的空气更可怕，它会制造出生病的气场，让人每时每刻身处其中。生病的气场无所不在——婆媳斗法、夫妻大战、父子不睦、母女积怨——这些都会给女性带来沉重的压力，造成肝气不舒，患上各种疾病。

　　最让我担心的是，很多女性还不知道"家源性肝气不舒"这个概念，也从未意识到肝气不舒对身体的危害。曾经有朋友托我帮忙，想去找北京中医院的某位专家看乳腺癌，我一打听，这位专家的号竟然已经挂到了几个月后，真没想到，如今患乳腺癌的女性如此之多。其实，这个病和肝气不舒有着直接的关系。

2. 神奇的"解郁汤"

　　凡是肝气不舒的女性，都可以用"解郁汤"泡脚。比如前面那位企业家的母亲，就是用我开的"解郁汤"治好了多年的肝气不舒，具体方子如下：

配方：柴胡6克、黄芩6克、法半夏6克、党参6克、炙甘草6克、茯苓30克、煅龙骨30克、煅牡蛎30克、珍珠母30克、桂枝6克、郁金6克、远志6克、香附6克、白芍6克、生地6克、丹皮6克、炒栀子6克、大枣12枚（掰开）、生姜3片。如果大便秘结，加大黄6克。

用法：熬水40分钟，药汁分成两份，分别兑入温水泡脚，早上一份，晚上一份。每次泡20分钟，一天一服。

罗博士特别叮嘱：建议请当地中医在此方的基础上加减，更为稳妥。孕妇忌用。

一般情况下，这样泡上一到两周的时间，就能化解肝气郁结，各种不适症状随之消失，整个人变得神清气爽，精力充沛。

这个方子，是根据张仲景的柴胡加龙骨牡蛎汤加味而成的，我根据多年的使用经验，慢慢探索，不断调整，最终确定了一条加减的思路，效果非常惊人。为了更加形象表现它的作用和功效，我给它取了个新名字——"解郁汤"。

这个方子里面，小柴胡汤和解少阳之邪；龙骨、牡蛎镇惊潜阳，起到收纳心神的作用；桂枝通阳化气，疏解肝郁；茯苓泻三焦之水，补脾安定中焦；丹皮、炒栀子泄肝火；郁金、香附行气解郁；远志宁心安神。特别需要强调的是龙骨这味中药，它是古代哺乳动物的骨骼化石，在地下沉淀了成千上万年，吸收了大地的精华之气，如果你拿一小块龙骨在舌头上舔一舔，会感觉到它有一股强烈的吸附力，几乎能黏住你的舌头。但龙骨这种资源实在有限，早晚会被开采殆尽，现在有些药店卖的，就已经不是真正的龙骨了。

大家可能在奇怪，这个方子我为什么要用来泡脚，而不是直接喝呢？喝进去效果不是更好吗？或许还会有人心生疑虑：是不是罗博士对这个方子不自信，所以只敢让我们泡脚用？

我之所以选择泡脚的方式，是出于两方面的考虑：第一，我们现在每天吃得都很油腻，很多女性还特别爱吃冰激凌等冷饮，脾胃很可能已经受伤了；第二，肝气不舒本身就会造成"肝木横逆克脾土"，让脾胃遭受重创。这两种原因导致的结果，就是脾胃的通道被堵塞了，很难把药物吸收进去。这就像是开车，前面已经堵成一片，您再怎么硬挤也是无法通过的。唯一的办法，就是绕道走。治病也是一样，脾胃被堵住了，药物无法直接进入，我们可以改走体外，通过泡脚的方式，从经络把药物送进去。

有次我给朋友开了个方子，告诉他口服五服之后，再用五服泡脚，巩固一下疗效。我的初衷是：前面的五服药负责攻下城池，后面泡脚的五服力道较轻，用来清扫一下战场。谁知后来他告诉我："罗博士，前面那五服药没有什么反应，倒是后来泡脚的很有效。"为什么用药泡脚，比喝进去还有力道？就是因为他的脾胃被堵住了，直行过不去，绕道走反而更容易到达目标。

根据我的经验，用"解郁汤"泡脚，能迅速化解肝气不舒，让您不再憋闷，不再心烦意乱，整个人焕然一新。

3. "解郁汤"泡脚，胜过安眠药

俗话说："一夜不宿，十夜不足。"失眠，是件让女性无比煎熬的事，尤其是处在更年期的女性，一到晚上就犯愁。有些人只要不吃安定类药物，就很难入睡，可吃了又怕形成依赖，久而久之伤害大脑。

如果确定失眠的原因是肝气不舒，用"解郁汤"泡脚，效果要远胜于吃安眠药。

北京的一位女士患了肺病，她刚从医院出来，就托人找到我。见面后我发现，这位女士的问题很多，再一诊脉，是弦脉，舌头也是尖的。我感觉她的病根在于肝气不舒，肝胆不和。我琢磨着，治肺病不是当务之急，应该先调理肝胆，因为肝气不舒会导致"火木刑金"，解决了肝胆，肺经自然就会恢复。为了进一步确认，我问她睡眠质量如何，结果她开始大倒苦水。原来，她常年失眠，每天要靠安眠药才能勉强入睡，一旦停药，就真的只能睁眼到天亮，那个难受劲就别提了。我告诉她，想治病就要先解决睡眠问题，只有身体得到休息，才有能力恢复，方法就是用"解郁汤"泡脚。

　　开始泡脚的第二天，她一大早就托人打来电话，说自己只在前一天晚上泡了一次，就睡了这辈子最香的一次觉，连续睡了八个小时！

　　对于"解郁汤"见效如此之快，我一度很意外，后来这样的病例越来越多，我也就习以为常了。再后来，每当遇到肝气不舒导致的失眠，我也敢"夸海口"："保证三服见效。"

　　为什么"解郁汤"治起失眠来能见效神速？因为肝气不舒的人，心思都非常重，心里面像是压着座火山，心肝之火非常亢盛。在中医的子午流注理论中，半夜是肝胆经当令的时间，也就是说，到了夜里血应该归于肝，心也应该休息，可是如果心肝之火太旺盛，人往往心情烦躁，就会很难入睡，即使入睡，梦也会非常多，而且那些梦连绵不断，如同演了一宿的电视剧。

　　已故著名中医大师、北京中医药大学的赵绍琴老先生在诊病的时候，总是会问患者："梦多吗？"如果回答多，他就会在方子里面加上柴胡、黄芩、川楝子三味药，他认为，梦多是因为心神没有得到涵养，肝血没有得到潜藏，这是长期肝气郁滞，积热化火导致的。而"解郁汤"正好是疏肝理气的利器，是从"根"上去解决问题，所以，能起到立竿见影的效果。

4. 气得血压高，也可以用"解郁汤"

我诊治过一位老太太，她的血压突然飙升，而且一直居高不下。这位老太太还爱乱用药，竟然同时吃下了五种降压药，但即便这样，高压还是在一百七左右。我仔细一问，原来是因为她家里的保姆突然辞职，老太太精神一波动，血压顿时就高了。

我认为她的问题是肝气不舒引起的，情绪的变化导致了肝胆不和，肝气郁积，于是就给她开了"解郁汤"泡脚。

我当时拍着胸脯保证，三天让她的血压降下来，这话多少也有些安慰她的目的。结果三天后，她和我通电话，说高压真的降到了一百二到一百三之间，每天晚上都睡得很香。我心里挺欣慰，觉得自己没食言，也为老人身体平稳而高兴，但后来，老人做的一件事，却出乎我的意料。

很多人或许都有这样的想法：泡脚的药又不是直接吃进肚子里，所以，如果使用生了虫的大枣，或者馊了的汤药，也没多大关系。这位老太太就是这么想的，为了节省，她把头一天泡完脚的汤药留了下来，第二天接着泡。其实在泡之前，她就闻到汤药有股酸味，但她认为反正只是泡脚，又不喝，应该没什么影响。

谁知泡到一半的时候，她只觉得"胃里面无数的气泡向上涌"，开始是不断打嗝，然后恶心，最终导致了呕吐。

老太太顿时明白过来，罪魁祸首就是那盆腐败的汤药，于是立刻用清水泡脚，足足缓了一天，才又继续熬新药泡脚。对此她深有感触："这回我是彻底服了，原来这泡脚的药效，和喝药没什么区别！"

这事对我而言，也是个重要提示，从那以后我一概叮嘱：泡脚的药物一定不能腐败。

5.不孕不育很烦恼，"解郁汤"可以帮您忙

我的合作单位里有位朋友，他和太太一直为要孩子的事发愁。他的太太曾经怀过孕，但两个月时流产了，从那以后一直没能再怀孕。朋友很焦急，希望我能帮忙找找原因。

这种孕早期流产的情况，现在十分普遍。我的经验是，怀孕前三个月就流产的女性，往往是因为正气不足，尤其是脾气不足，导致无力固托，此时需要滋补正气，尤其是补脾。可是，很多人急于要孩子，流产后很快又急着受孕，于是接二连三怀孕，结果却都不尽如人意。严格意义上说，妻子身体还没彻底恢复时，并不适合孕育，这种情况下即使又有了孩子，孩子的身体也会很弱。

根据这样的思路，我向他推荐用胎盘调理。然而服用了一段时间后，他的妻子还是没有动静。

不久后，我和这位朋友正好一起出差，我去接他的路上，收到了他的请求："既然您一会儿要路过我家，能不能让我太太下楼，您给看看舌头？"

记得当时是大清早，天蒙蒙亮，我就在出租车旁给他太太看了舌象。他太太的舌形是尖的，舌头上面布满了白苔，露出的边尖有些红，我前面说过，这是肝气不舒的舌象，显示压力很大。去机场的路上，我又问了朋友一些问题，进一步确认他太太心理压力的确过大，于是让他用"解郁汤"给太太泡脚。泡脚停止后大约一个多月，他太太就怀孕了，现在小朋友已经两岁了。

女性不孕不育，承受的压力难以想象，很多家庭会因此陷入危机。尤其是面对亲友的热情追问、公婆的催促和不满，最开始丈夫们还能顶住，但时间一久，心中难免生出怨怼，妻子的压力就更大了，肝气严重不舒，怀孕更是难上加难。

女性的排卵和月经，也与肝气的疏泄功能密切相关，因为肝经的循行线路，是会联系到生殖系统的。女性如果工作紧张、人际关系复杂，就会因为肝气不舒严重影响自身健康，尤其是对排卵和月经来潮，影响尤为明显。在我诊断过的女性里，20出头月经失调的不乏其人，而40岁左右月经就不见踪迹的，也大有人在。

女性一旦难怀孕，便跑去医院做各种检查，做各种能疏通输卵管的手术，往嘴里塞各种补药。要知道，肝气不舒会引起身体各个部位的堵塞，如果只采取头痛医头、脚痛医脚的方法，不能解决根本问题，任何疏通都不会有作用。更何况肝火已经那么大，再猛吃补肾的药物，只会让情况更糟。

　　所以，尽管不孕不育的原因很多，但是肝气不舒，一定是每对不孕不育夫妻所共有的问题。此时，疏肝理气是首先要做的事，只有调畅了情绪，放下了压力，才能让身体恢复到易孕状态。估计你也听到过这样的例子：一些夫妻对自己生孩子这事不抱希望了，就去福利院收养了一个孩子，结果没多久，妻子就怀孕了。

　　为什么会这样呢？有人说，这是"同气相求"，是孩子带来了好运。但我觉得原因在于，因为收养了孩子，夫妻就觉得自己的任务完成了，压力没了，心态放松了，就容易怀孕了。我还听说过一个病例，一对做试管婴儿都失败了的夫妻，在收养了一个孩子后，妻子很快也怀孕了。

　　有年冬天我去山东，一对夫妻找我看病，他们很多年没能怀孕，为此辗转全国，做了无数检查，却还是无济于事，对要孩子这事快要绝望了。我看到，他太太的舌形很尖，说明确实有肝气不舒的问题，我故意用轻松的语气告诉他们，肝气不舒是很容易疏解开的，比如多做运动，像跳广场舞之类的就行，当然，我嘱咐这位妻子一定要用"解郁汤"泡脚。

　　后来再去山东的时候，这位朋友特意赶来告诉我，他的妻子已经怀孕五个月了。

所以，对于肝气不舒的女性，只要诊断正确，"解郁汤"确实可以起到神奇的效果，几乎可以调理女性任何由肝气不舒引起的疾病。对此，我们对古人的智慧真的赞叹有加，医圣的方子和思路，确实是名不虚传的。

6. 遇到"肝火犯肺"时，当用"解郁汤"

回到老家沈阳后，一天我正在家中写东西，听到妈妈和妹妹谈论着什么，妹妹说："这样的事情，您怎么不问我哥呢？"

妈妈语气焦急："你小点儿声，别打扰他工作！"

我忙出来问发生了什么事情，妹妹说："妈妈感觉自己气管不太好，但怕耽误你工作，不敢告诉你。"

我真是啼笑皆非，这是什么逻辑？我是学医的，妈妈有病居然不告诉我，我当时就表态："以后这样的事必须让我知道，现在您就告诉我，到底得了什么病？"

母亲说，她春天的时候出去锻炼，和很多人一起健走时，发现自己不但喘得厉害，而且气管里面嘶嘶作响，像是哮鸣音一样，每天都是如此，已经很多天了。和院子里的其他退休医生讨论，大家都认为她可能是支气管出了问题，是慢性支气管炎，很多老人都有这毛病，估计难以根除。听大家这样说，母亲有点儿悲观。

我立刻给母亲查舌诊脉，判断这是由肝气不舒引起的，在中医里叫"肝火犯肺"，又叫"木火刑金"，是指肝气郁积，化火上炎，灼伤肺阴，或邪热蕴结肝胆，上犯于肺，肺失清肃，所导致的呼吸系统问题。

我告诉母亲："这样的情况，一般疏肝理气，几天就可以痊愈。"

母亲却不信："别逗了，这么严重的问题，你几天就能治好？"

我和母亲打赌，绝对几天就能治好，我给她开的方子就是"解郁汤"，结果只喝了一天，母亲锻炼回来就兴奋地说："真的好了！那声音一点儿都没有了！"

接着，我又让母亲用"解郁汤"泡脚，巩固效果。

有一天，母亲用无比赞许的语气对小外甥女说："你舅舅真是太厉害了！姥姥的病一服药就给治好了！"我知道后，心里特别欣慰。

肝气不舒会导致很多问题，其中之一就是肺部的疾病。

看《红楼梦》时，林黛玉有两个场景让人印象深刻：一是黛玉葬花，心有郁结，悲哀凄婉；一是黛玉咳血，话未说尽，就香消玉殒。第一个场景表明，黛玉肝气不舒；第二个场景表明，黛玉患上了肺结核，最终吐血而亡。虽然肺结核是一种传染性疾病，但是大观园中那么多人，为什么独独她被传染上了呢？原因就是她肝气郁积化火，导致肺气虚弱，外邪才趁虚而入。

自从学医以来，我深深地感觉到，女性严重的肺病，背后多数都有心理创伤的影子，这些心中的尘垢积淀下来，就造成了中医所说的肝气不舒。

一位女士曾带着她的妈妈来找我，她妈妈患有严重的间质性肺炎，说一句话就会干咳几声，明显感觉呼吸有些困难。她伸出舌头，我一看，这是严重的肝气不舒啊，怎么会这样呢？一问才知道，她爸爸卧病多年，一直是她妈妈照顾，老太太的压力很大，后来她爸爸去世了，老太太更是受到了沉重打击，于是便患上了这个病。

我还见过这样的病例：有一位女校长，她丈夫是大学教授，出轨了自己的女学生，这事弄得满城风雨，女校长表面上若无其事，一切如常，但只过了两年，她就得肺癌去世了。患肺癌的原因很多，比如吸烟、炒菜的油烟、雾霾等，但肝气不舒一定是压垮身体的最后一根稻草。

7. 一吃补药就上火，用"解郁汤"泡脚

现代女性需要兼顾的太多，大部分人都有不同程度的虚损，脸色差、经常失眠、容易疲劳、心悸、便秘、冬天手脚冰凉、月经前头晕头痛、月经量少……她们去医院检查，往往查不出什么，可是身体却一直病恹恹的。这时她们最需要的，就是滋补，也就是吃点儿补药。可是，也往往是这些女性，一吃补药就上火，要

么牙疼，要么咽喉肿痛，有的还会脸上长包，补药补不进去，只能无奈放弃，身体状态就更差了。她们很困惑：为什么自己一吃补药，就上火呢？

其中一个主要原因，就是肝气不舒。当肝气不舒时，气机郁积，经络不畅，此时进补则会导致壅滞，这就好比一条河，中段已经被淤泥堵死了，如果只拼命补水而不疏通，一定会洪水泛滥。

这时候怎么做，才是正确的呢？

如果您的舌头的形状是尖的，舌头的边尖很红，没有舌苔，或者舌苔很厚，那么您可以用"解郁汤"泡脚，先疏肝理气，再进补。

肝气不舒，气机郁滞，也会导致痰湿凝聚，所以，如果遇到舌头是尖形、舌苔厚腻、痰湿重的人，一定先疏肝气，气机流通了，痰湿自己就能化掉。当然，还有其他原因引起的痰湿重，要分清痰和湿，用不同的方法调理一下，然后再滋补，效果更好。

肝气不舒，还会导致气滞血瘀，有瘀血的女性一旦进补也容易上火，这时需要活血化瘀。

有女性问我：如果我肝气不舒，又有痰湿、瘀血，还血虚，该先调理哪一个呢？

我给出的顺序是：无论如何，先用"解郁汤"疏肝气，再化痰湿，活血化瘀的方法随时可以加入，然后补血。如果女性只是肝气不舒和血虚，可以先用"解郁汤"泡脚三天，在泡脚的同时开始滋补，这样一到两周以后，撤掉泡脚的方子，只滋补就可以了。

8. 管他疑难杂症，只要肝气不舒，就可以用"解郁汤"

《黄帝内经》说："云不可治者，未得其术也。"疑难杂症不是不可治愈，只是您还未找到正确方法。

有位 40 多岁的北京女士，去南方过了个春节，回北京后就得了一种怪病——左侧腹部疼痛，牵连后腰。她去北京协和医院做检查，医生负责地把可能的原因全部列了出来，逐一排除。最初，医生怀疑是妇科的附件有炎症，检查后排除了；然后，怀疑肠道粘连，又排除了；后来检查发现肝部有结节，吓得她几天寝食难安，好在最后也排除了。排除了一圈，花了不少钱，受了不少惊吓，最后医生对她说："回去吧，没有检查出器质性病变，目前没有什么大问题，继续观察。"

既然没有大问题，可为什么会那么难受呢？

后来她找到我，我一看，判断她也是肝气不舒，就让她用"解郁汤"泡脚。仅仅过了三天她就传来捷报："疼痛没有了！"

我为什么会对她用这个方子呢？

因为，肝经的经络循行，是经过少腹的，也就是小腹，而且胆经的循行，也与腹部和腰部相关，而此时正是春季，春季对应肝，此处发病应该与肝胆失调有关。我曾经见过很多春季发作此病的，都是小腹侧面疼痛，牵连腰部，最后也都是通过疏肝理气成功治愈的。于是我立刻做了判断，再结合舌脉，最终确定无疑。

还有一些女性，会突然感到胸闷气短，心跳加快，头重脚轻，脑袋晕晕乎乎的，呼吸急促，浑身燥热，好像马上就要昏死过去一样。她们通常以为自己得了心脏病，可是到医院检查，心脏没有任何问题，她们如果对着镜子看下自己的舌头，一定会发现舌头是尖的，边尖很红，这也是肝气郁结引发的情绪失调，西方心理学称为急性焦虑症。

事实上，女性出现的疑难杂症，很多都与肝气不舒有关，这时不要去管什么症状，只要能确定是肝气不舒，就可以用"解郁汤"泡脚。

第 **4** 章

疏肝养血，
是养颜的最高境界

1.女性脸上的黄褐斑，通过调理能祛除

　　我在北京电视台《养生堂》栏目做主编的时候，同事介绍来一位女士，她长得非常漂亮，但遗憾的是，脸上有两大片颜色很深的黄褐斑。她去找美容院处理过，花了好几万，当时确实有效果，但很快又变回了老样子，让人很沮丧。

　　黄褐斑主要出现在女性的颧颊、眼睛外侧、前额、上唇和鼻部，一般是对称分布的，它还有一个名字，叫"肝斑"，与肝气不舒密切相关。中医认为，身体中的血是靠气来推动的，肝气不舒，气机不畅，会导致血液的流动不通畅，让身体处于"气滞血瘀"的状态，而当瘀血出现在面部时，便会形成黄褐斑、雀斑和湿疹等皮肤疾病。

　　我对这位女士解释道，美容院做的局部处理，就好像发现树叶黄了，然后往叶子上涂抹绿色一样，不去找根部出了什么问题，一定无法起到根治的效果。其实，外部的美丽普遍来自于内部的和谐，内部不和谐，外部肯定美不起来。

　　我给出的调理思路是：一边疏肝理气，一边养血，一边化瘀。一个月后，这位女士又找到我。一见面，我心里忍不住嘀咕了几句：既然是找我来看斑的，还化妆把斑遮上干吗，病情变化都没法判断

了。我告诉她："下次您再来找我，务必先卸一下妆吧。"

对方一脸惊异："我一点妆都没化啊！"

我比她还要吃惊，因为她脸上十分白净，几乎看不出黄褐斑的痕迹了。原来，经过一个月的调理，她的身体基本恢复正常了，脸色也从原来的晦暗，变成了红晕有光泽，当我送她走的时候，她戴上了墨镜，显得更风姿绰约。

她还说过几句很有趣的话："如果不是电视台的朋友介绍，我绝对不敢用你开的药，因为太便宜了，便宜到难以置信。"

事情过去了这么多年，而今我对于调理女性脸上的黄褐斑，有了进一步的认识。

黄褐斑是女性身体失调后的结果，化妆品只能起到遮盖作用，身体内部的失调才更该得到重视，它会让您提前衰老、脱发、面容憔悴、疾病难愈。所以，调理黄褐斑必须从内部开始，这个思路叫"内美容"。

女性长黄褐斑，意味着身体内部可能存在这四方面的问题：

（1）肝肾不足

肝肾不足，主要是肾气不足，这样的女性经常腰酸腿疼，头晕耳鸣，容易脱发，牙齿早衰，月经量不足，面色不润泽，总泛出黎黑的颜色。肝肾不足的女性，往往看上去比实际年龄大。滋补肝肾的药物，有熟地、当归、女贞子、旱莲草、狗脊、杜仲、巴戟天、枸杞子、菟丝子、川断、怀牛膝等。

如果用中成药，我推荐"左归丸"，一般药店都可以买到。这是明代张景岳的方子，虽然是滋补肾阴的，但我认为它补肾精的作用也比较强，而且没有那么凉，是比较平和的，其中的药物有：熟地黄、菟丝子、牛膝、龟板胶、鹿角胶、山药、山茱萸、枸杞子。

（2）脾胃虚弱

调理黄褐斑，最终都需要调理脾胃，因为足阳明胃经行于面部，有些女性在解决掉其他问题以后，黄褐斑仍然很顽固，此时，只要调理脾胃就能很快见效。

很多年前，我听说有位民间老中医看病不一般，治疗黄褐斑，几服药就可以见效，女性患者一传十、十传百，求诊者络绎不绝。恰好老中医有位患者也认识我，她对我讲起老中医看病的过程，老中医看病时，会随手拿起一颗砂仁，告诉患者："这个是好东西，没事儿嚼几粒。"砂仁的皮剥开后，里面是一粒粒的，患者嚼了后反映味道特别怪。老中医说："这是打开脾胃的，脾胃气顺了，黄褐斑就好了。"

听了患者的讲述，我不禁在心中暗竖大拇指：这是高人啊！砂仁行脾胃之气，而且把气往下引，可以打开郁结，知其性，能善用，堪称民间高手。

在《黄帝内经》里面，对此就有论述："五七，阳明脉衰，面始焦，发始堕；六七，三阳脉衰于上，面皆焦，发始白；七七，任脉虚，太冲脉衰少，天癸竭，地道不通，故形坏而无子也。"

女性从35岁起，足阳明胃经（见图4-1）开始衰老，因此面容衰减，不再像年轻时滋润有光泽，还会逐渐出现脱发；到了42岁，三阳脉开始衰弱，三阳脉是太阳、阳明和少阳脉的总称，包括了手三阳和足三阳共六条经脉。"三阳脉衰"其实是指六腑功能衰退。六腑是指胃、大肠、小肠、膀胱、胆、三焦，这六条经脉都走循经过头部和面部，所以当六腑气血衰弱，就会面部焦黄黯淡，而这六腑又多属于消化系统。

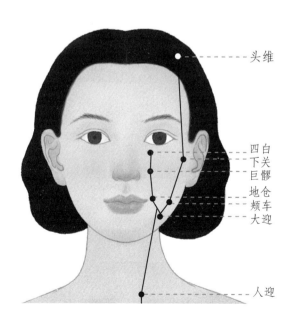

图4-1　足阳明胃经面部经络

同时，脾主统水，脾虚则水湿泛滥，所以，水湿重的人，面部容易出现黑斑，经方大师刘渡舟教授管这种斑叫"水斑"，如果健脾利湿，面色就容易改善。

调补脾胃的方子，我觉得"归脾丸"比较适合，此方气血双补，同时，补脾的作用也比较强。服用的时候，可以用1克的砂仁捣碎后熬水，用这个水冲服"归脾丸"，效果会更好。

除此之外，还有两点很容易引起女性面部的黄褐斑，那就是肝气不舒和瘀血阻滞。

（3）肝气不舒

面部有黄褐斑的女性，基本都有情绪问题。有些女性情绪受创后，很快就出现了黄褐斑，这类女性通常有如下指征：

① 情绪郁闷，烦躁易怒，胸闷不舒，胸胁胀痛。

② 口苦口干，有恶心的感觉，失眠多梦，还有面部发热的情况。

③ 舌红苔薄，舌形尖细，脉象弦细等。（舌图见128—129页）

治疗应该以疏肝清热为主，可以用中成药"加味逍遥丸"来调理。

而肝气不舒，往往会导致脾胃虚弱，气血不足，《医宗金鉴·外科心法》说："属于忧思抑郁、血弱不华、火燥结滞而生于面上，如妇女多有之"。所以，在调理黄褐斑的问题上，疏肝理气非常重要。

（4）瘀血阻滞

中医有句话，叫"无瘀不成斑"，瘀血阻络会导致面部的气血不通畅，出现各种瘀积，从而形成黄褐斑。

很多女性吃"三七粉"后，有一个重要的变化，就是面部的皮肤开始变好，色斑开始变淡，这就是活血化瘀的效果，如果再和前面的调理相配合，效果会更好。

我的建议是，在吃"三七粉"的同时，如果每天睡觉前，再用一点"三七粉"轻轻涂抹在面部有斑的位置，会起到内外同治的效果。

这个时候，如果能用"桃红四物汤"泡脚，效果也很不错。

明白了这些道理，再根据自己的情况，从这几个方面调理面部的黄褐斑，效果会很显著。

那么，这些方子具体应该怎么用呢？我建议大家可以就近找中医开方调理，更有针对性。但是，有些偏远地区求医不易，我可以告诉大家一个简单的方法：

早餐后一个小时，服用"归脾丸"；

中午服用"加味逍遥丸"；

晚上服用"左归丸"，用 1 克砂仁熬水冲服，砂仁水可以饮用一天。

同时，每天早晚各用温水冲服 1 克"三七粉"。

用这种方法，早晨补脾，中午疏肝，晚上补肾，同时活血化瘀，照顾到了各个方面。坚持上一两个月，面部的状况会让人刮目相看。

最后再介绍一个方剂，这是一位老中医的经验方，用来调补脾肾：

配方：当归 15 克、土炒白术 15 克、白芍 15 克、熟地 15 克、续断 15 克、巴戟天 15 克、女贞子 20 克、山萸肉 15 克、砂仁 15 克、五味子 6 克、厚朴 6 克、甘草 6 克。

用法：熬水，服用。

罗博士特别叮嘱：孕妇忌服。

您也可以找当地中医根据此方加减。如果不想服用中成药，早晚服用此方，中午服用"加味逍遥丸"，同时每天早晚用温水冲服 1 克三七粉，活血化瘀。

2. 艾灸也可以赶走黄褐斑

常言道："居家常备艾，老少无疾患。"艾灸是很多人推崇的养生方法，而艾灸在治疗黄褐斑上，也能发挥奇效。需要艾灸的穴位有关元穴、肾俞穴和命门穴，皆在腹部和腰部，操作起来非常方便。

先攻关元穴（见图4-2）。

关元穴属任脉，在人体前正中线上，脐下3寸，取穴时最好采

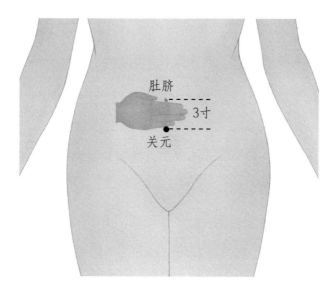

肚脐

3寸

关元

图4-2　关元穴

用仰卧姿势。关元穴本身就是用于治疗月经不调、痛经、闭经等妇科病症的穴位，艾灸关元穴能够培补元气，提升阳气，促进气血流通，调节女性身体的阴阳失衡。

再得命门穴（见图4-3）。

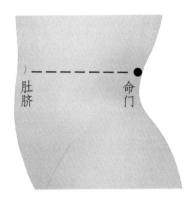

图4-3　命门穴

命门穴属督脉，在人体后正中线上，第2腰椎棘突下凹陷中，取穴时采用俯卧的姿势。与关元穴相同，命门穴也是主治月经不调、痛经等妇科病症的穴位。更重要的是，命门穴负责维系督脉的气血循环，是人体的生命之本，艾灸刺激命门穴，能够有效地温暖体内各脏器，推动气血循环，调畅气机，从而养出好气色，滋养容颜。

最后肾俞穴（见图4-4）。

肾俞穴属足太阳膀胱经，位于腰部，第2腰椎棘突下，旁开1.5寸，即左右二指宽处，取穴时和命门穴一样用俯卧姿势。艾灸补益肾精、培阳固本的肾俞穴，不仅可以调理肾虚，更有助于女性益气温阳，改善内分泌失调。

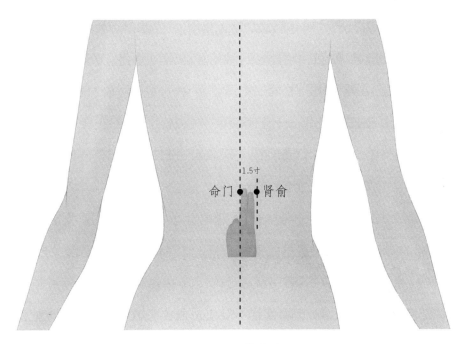

图4-4　肾俞穴

3. 左边脸上起痘痘，可以吃苦瓜

几乎所有女性都知道苦瓜具有清火的作用，但身体中的火有很多种，有心火、肝火、肺火、胃火、大肠之火、小肠之火等，您不知道身体中的火在哪里，也不知道什么食物能准确降火，瞎吃一通，不仅该降的火降不下来，还会让脾胃变得虚寒，这就叫"旱的旱死，涝的涝死"。

苦瓜到底能降什么火呢?

　　清代王孟英的《随息居饮食谱》里有："苦瓜，一名锦荔枝。青则苦寒。涤热，明目，清心。可酱可腌，鲜时烧肉，先瀹（yuè）去苦味，虽盛夏而肉汁能凝，中寒者勿食。熟则色赤，味甘性平，养血滋肝，润脾补肾。"

　　这说明，苦瓜是泻心肝之火的，能够"明目、清心"。有女性也许会问："罗博士，我如何才能确定自己是心肝有火呢？"

　　有个非常简单的诊断方法，就是看看您的左脸是不是忽然冒出了痘，或者左边的牙龈是否开始疼痛。因为人体内的气是上下运动的，肝气从左边升，肺气从右边降，人的左脸配肝，右脸配肺，肝上有了火，左边脸上就会有所反应，而肺上有了火，右边脸上就会有所反应。所以，如果左边脸起了痘，就可以多吃苦瓜，泻心肝之火。

　　苦瓜的做法很简单，可以切成片，用开水烫一下，然后拌些佐料，越苦越能祛火。也可以把苦瓜切碎了，和鸡蛋搅拌均匀，然后下锅炒，味道也不错。苦瓜还有一个特点，就是如果您在炒菜的时候，把它与别的食材（如鸡蛋和肉）放在一起，它绝不会把自己的苦味传递给对方，像一位君子。

　　不过，吃苦瓜也要注意以下几点：

（1）空腹不宜吃

　　苦瓜有降血糖的作用，人在空腹状态下血糖水平较低，此时吃苦瓜会使血糖更低，导致低血糖。有些减肥的女性喜欢空腹喝苦瓜汁，这是错误的。而且从营养角度讲，流质食物在胃肠道残留时间短，营养还没充分吸收就已经代谢掉了。建议减肥者先吃点儿固态食物，再喝苦瓜汁，不仅吸收的好，还不会出现低血糖。

（2）脾胃虚寒慎食

有些人脾胃比较虚寒，一吃冷食就容易造成腹泻，平时大便稀薄不成形，且色淡。这类人不太适合吃苦瓜，即使真要吃，也最好在烹饪时搭配辛味的食物，如辣椒、胡椒、葱、蒜。

（3）经期、孕期少吃

苦瓜苦寒，性收敛，寒凝会使血流速度减慢。所以，经期的女性要少吃苦瓜，不然会影响月经的顺畅。另外，苦瓜中的"苦瓜素"会使子宫收缩，含量虽然不多，孕妇吃的时候仍然要注意适量，千万别吃太多。

4. 为什么皮肤有湿疹，凉血解毒行不通

前面说到黄褐斑的形成，其中一个重要的原因是肝气不舒，中医认为，气为血之帅，气行则血行，气止则血止。肝气不舒，血液的循环就不通畅，色素沉淀物就会停留在皮肤上，所以，内部肝气郁滞，脸上就会长斑。

其实，不仅黄褐斑如此，湿疹也是如此。

湿疹是个很顽固的病，尤其容易出现在脖子、四肢和关节处，不仅带来身体不适，还会影响形象，很多女性备受困扰。一般认为，湿疹是血热生风，有湿热之毒蕴积于身体，导致皮肤出现湿疹，传统治疗方法是凉血解毒，疏风散邪。

对于传统的治疗方法，我不予评价，或许有的有效，有的效果不佳。过去，我也曾经按照这种思路去进行调理，效果不是很理想，后来我反复考量，发现是忽略了辨证施治，中医不能用一个套方来针对所有患者，一定要结合病人的实际情况治疗。

经过细致观察、分析，我发现找我看病的女性们，皮肤问题的后面都另有玄机，即：都是情绪波动后才发的病。于是，我采用调和肝胆的小柴胡汤类方，或者是"四逆散"等方子，稍微配合一些

主皮肤的药物，如白藓皮，当这些女性的肝气疏开以后，病情真的逐步好转了，很多都实现了痊愈。

有位女士曾托朋友找我治疗湿疹，她本身长的很美，但脖子、两肘部、手腕和膝盖都布满了湿疹，她不好意思地告诉我："臀部上也有。"她之前花了半年的时间到处求医，但是没有任何效果，有时反而治得更重了。她把自己的病历给我看，我一翻，厚厚的病历上开的全是些疏风、祛湿、凉血、解毒的药，这让我很无语。

说来也巧，就在见她的前一天，我刚和一位博士同学讨论过这个问题，他毕业后曾经在某医院的皮肤科工作，我问他："现在中医总结出的这个治疗皮肤病的固定思路——疏风祛湿、凉血解毒，效果到底怎么样，您能评价一下吗？"

他一声不吭，只是苦笑，这一幕给我留下了深刻的印象。

我们中医永远应根据每个患者的具体情况来调理，不可千人一方。无视这个原则，疗效会大打折扣。

就拿上面这位女士来说，她的舌形是尖的，显示出肝气不舒，此外，她的湿疹出现在脖子的两侧和四肢的关节处，这也与肝胆有关系。中医认为，人体的两侧为阴阳交接的部分，脖子侧面的问题，可以从肝胆论治。而关节处，为筋之所聚，肝主筋，肝病也会引起关节处的问题。我又问她生病之前的情绪状况，她说因为婆媳关系紧张，自己每天都很憋屈，而且一直没得到疏解，整夜失眠、口苦、头晕，感觉已经到了崩溃边缘。

　　根据这一串证据链，我判断这位女性的湿疹跟肝胆不和有关。肝升胆降，都主气机的疏泄，如果肝胆失和，疏泄不利，水湿停滞，皮肤就会出现湿疹。这个时候，如果单纯利水湿，效果肯定不好，得从根源上去疏肝，才能解决问题。这就好比一个水龙头坏了，满屋子都是水，如果我们只是不断地利水，举盆抱桶地把水舀出去，用解毒之药，不断把墙上发霉的地方铲除，这是正确的解决之道吗？只要水龙头还在流水，无论我们怎么用力舀水，屋子还是会被水泡坏。最好的办法，就是把水龙头修好，这才能彻底解决问题，而调理肝胆，就相当于修好了这个水龙头。

　　为了明确诊断，我继续追问："您仔细回忆一下，发病之前是否有过特别生气的事情？"这是经验之谈，巨大的精神打击，往往是湿疹的诱因，我遇到的很多病人都是如此。她仔细回忆，果然当时家里出了问题，她曾与婆婆大吵了一架，自己气得不行，又无处倾诉。

　　据此，我确定了问题所在，给她开了调和肝胆的小柴胡汤，加上一点儿疏肝理气的药物，从头到尾，我没有用任何苦参、野菊花、地丁之类的凉血解毒的药，也没有用祛湿的药，但六服药以后，她的皮损消退，病情大有改善，她高兴得不停向我道谢。

　　服用了不到二十服的时候，她的病就痊愈了。

　　我把治疗湿疹的思路写下来，并不是鼓励大家照搬。具体应用时，可以就近请中医帮助调理，毕竟每个人的情况不同，方子也需要有所加减。

5. 肝气不舒伤皮肤，可以用小柴胡汤调理

小柴胡汤是一个神奇的方子，不仅可以治病，还可以帮女性养颜。原因在于，小柴胡汤具有疏肝理气的功效，女性肝气通畅、脾气变好后，皮肤自然会变得滋润。

有位女士来找我调理脸上的斑痕，她说自己月经前总是发脾气，还感觉很饿，平时却不会这样。那天，我亲眼见识了她发起脾气有多恐怖，我给她看病时，她丈夫打来了电话，不知说了什么，她突然就冲着手机河东狮吼，那不是在说话，简直是在打雷。我觉得手机都要被她吼碎了，心中暗想：这病可得好好调理。

查舌、诊脉后，我给她开了"小柴胡汤加味"，加了些养血的药物，几服后，又改为"四逆散加味"，我的思路是先疏肝，再养阴，然后稍微加点儿补阳的，最后是活血通络。

一个月经周期下来，她脸上的斑痕浅了很多，脾气也温和了不少，身体状况也大为改观，以前总是有气无力，现在精力充沛，睡眠质量也非常高。

很多人认为，小柴胡汤只是治疗感冒的，遇上个外感风寒、忽冷忽热，就可以吃上几袋小柴胡颗粒。有的女性说，在月经期间碰

巧感冒了，服用小柴胡颗粒特别有效。其实，小柴胡汤早就不限于外感病了，在内伤七情方面，应用得更为广泛。只要是肝气不舒、胸中气乱、口苦、咽喉干、忽冷忽热、头晕、目眩、升降不利、胃口不好、胸闷、心烦、有呕吐的感觉、耳聋目赤等，就可以用它。北京中医药大学已故经方大师刘渡舟老先生，只要得知患者口苦，就会用小柴胡汤，我一般都是确定三条以上症状才用。

有朋友曾替自己的母亲向我问诊，她母亲身上总是起疙瘩，似乎是疹子一类的东西，瘙痒难忍，却怎么都治不好。由于她的母亲在外地，我让她拍了舌图发来，最终诊断，老太太是感冒后发的病，此外还伴有口苦、目眩、呕逆等症。我开了小柴胡汤，老人服用后，立刻就不痒了，三服过后，突然变成身体的一半有疙瘩，另外一半没有，我也感到疑惑，便让老人停了药。夜里，我思来想去，后来突然想到《内经》里说："左右者，阴阳之道路也。"看来这是邪气正好发散了一半，处在半阴半阳的状态，应该继续发。想明白以后，就让朋友通知她母亲不要担心，继续服一两服。结果，打通电话后她母亲说："不用服了，已经全部好了。"其实，这是停药后，药力仍然在起作用的缘故。

我的经验是：只要是小柴胡汤证，一般三服药后一定能够看到明显的效果，如果三服没有任何改变，您的问题应该不在这里，需要另寻思路。

小柴胡汤一共就五味药，再加上生姜、大枣，我用的药量都很小：

配方：柴胡9克、黄芩6克、党参6克、法半夏6克、炙甘草6克、生姜6克、大枣12枚。

用法：通常熬药用水五碗，熬剩至两碗，早晚各一碗。

小柴胡汤是用来疏肝，调理气机的。

在中医里面，肝主疏泄，一切情志方面的郁滞，都和肝关系密切。如果肝升胆降，那么气机就上下流通了，相反，如果精神总是郁闷，脾气很大，气机不升不降，卡在那里，就会开始郁滞生热，导致咽干、心烦、胸闷、心悸、目眩；胆气上逆，则口苦，总会有恶心的感觉，想呕吐；脾胃气机不升降，则胃口不好，不想吃东西。

这个方子里面，柴胡是升的，半夏是降的，炙甘草是守中的，这三味药彼此配合，就像是个运转的车轮，推动着气机顺畅的运行。而黄芩是清热的，党参是补虚的，生姜和大枣是调和脾胃的。

当女性肝气不舒，心中抑郁，失眠，脾气大，口苦，口干，目眩，忽冷忽热，胃口不好，胸闷，想呕吐的时候，只要有三条以上的指征符合，就可以用小柴胡汤来调理。

在小柴胡汤的应用中，有一点特别重要，那就是一定要找医生帮助分析，在医生的监督下服用这个方子，因为这个汤证的脉象很关键，而且，最重要的是：小柴胡汤治病，几服药就见效，但是达到效果后，就要停止服用了，不能长期喝，尤其不能当成保健品那样服用，不然很容易伤身。日本以前有位药厂厂长，生产小柴胡汤颗粒后，对外宣传说这个方子谁都可以服用，爱怎么用就怎么用，用多久都可以，是保健佳品。结果，真的有很多人相信了，由于常年服用，有些人得上了间质性肺炎。这位厂长显然不懂中医的基本理念——对症才可以服用。

6. 清除雀斑的刮痧疗法

说起雀斑，很多女性既痛恨又无奈。雀斑拉低了颜值，打压了自信，尤其讨厌的是，它专门爱找那些皮肤白净的人。有人说："脸上有雀斑的女人是上帝偏爱的天使。"但实际上，没有女人会为了这种"偏爱"而高兴。

雀斑是由黑色素增多而形成的淡褐色、米粒大小的斑点，在脸上呈对称分布，表面光滑，边界清楚，斑点疏密不一，但不融合，不痛不痒。雀斑冬天比较轻，一般看不出来，一到夏天，由于日晒增强，雀斑就像被人用笔又加了一遍色一样，再好的粉底也难盖住，不断打击着女性的爱美之心。

其实，雀斑可以用刮痧的方法清除，以下就是可以进行刮痧的穴位：

阿是穴

阿是穴不是一个固定的穴位，而是一个痛点，按这个痛点时，患者会不禁大叫一声"啊"，这里就是阿是穴。雀斑的阿是穴，就在脸上长雀斑的部位，在这些部位涂抹刮痧油或润肤乳，然后用刮痧板由里向外轻轻地刮拭皮肤，如此操作5—10次，到皮肤微热即可。这个方法可直接改善脸部的血液循环，长期坚持操作可改善雀斑，提亮肤色。

操作时要注意，面部的皮肤很娇嫩，不要用力过大，否则会导致面部红肿或划伤。

有人将膀胱经比喻为人体最大的排毒通道，下面三个都是膀胱经上的穴位（见图4-5），在膀胱经背部的第一侧线上。

膈俞在第七胸椎棘突下，旁开1.5寸，心下膈膜中的湿热水气由膈俞外输膀胱经；肝俞和脾俞分别在第九和第十一棘突下，旁开1.5寸。肝脏的水湿风气由肝俞外输于膀胱经，脾脏的湿热之气由脾俞外输于膀胱经。因为这三个穴位是在一条直线上，刮痧的时候可以自膈俞刮至脾俞，以皮肤发红或出痧为限度。

三阴交穴（见图4-6）在小腿内侧，内踝尖上3寸，胫骨内侧缘后际。顾名思义，足部三条阴经的气血在三阴交穴交会，所以，本穴物质有脾经提供的湿热之气，有肝经提供的水湿风气，有肾经提供的寒冷之气。每天刮拭刺激三阴交穴3—5分钟，至产生酸胀感

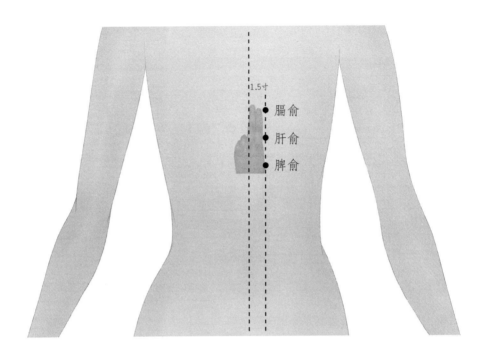

图4-5　膀胱经上的三个穴位：膈俞穴、肝俞穴、脾俞穴

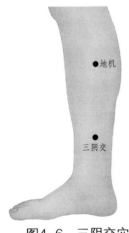

图4-6　三阴交穴

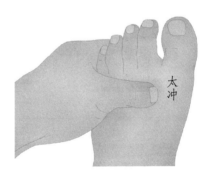

图4-7　太冲穴

为限度，可以起到补血养颜、淡化雀斑的作用。经常按揉刮拭三阴交，对痛经等妇科病都有很好的疗效，对女性而言多有裨益。

太冲穴（见图4-7）位于足背部，在第一、二跖骨结合部之间的凹陷处，是肝经的原穴，又叫"消气穴"，女性在生气之后按这个穴，能起消气作用。每天刮拭或揉按太冲穴5分钟，可以让肝气调达，心情愉悦，继续坚持下去，人也会越来越漂亮。

很多女性脸上刚开始出现雀斑的时候，由于不太严重，所以并不在意，有时还会跟风使用具有祛斑功能的化妆品，导致雀斑更加严重，延误了祛斑的最好时机。因此，选择正确的祛斑方法很重要。除了上面所说到的，以下方法也能有效地帮我们祛除雀斑：

（1）补充维生素。每天吃一片维生素C和维生素E，可润滑皮肤，淡化斑点。

（2）做好防晒措施。防晒是必不可少的，因为紫外线照射不仅能产生黑色素，还会令皮肤老化。并不是只有太阳充足或者夏天才需要防晒，正确的做法是每天都做好防晒措施。

（3）多吃可抑制黑色素沉着的蔬菜和水果。比如西红柿、黄瓜、黑木耳、柠檬等，但是要注意，很多具有美白作用的食物，同时也具有感光性，吃过之后更要避免阳光直射。

（4）晚上洗净脸后，可以将珍珠粉、苦杏仁粉或三白粉用清水或蜂蜜调成糊状，敷在脸上当作面膜使用，20分钟后洗净。

7. 女性口气重该如何调理

我遇到过一位时尚靓丽的女性，当时，她在离我大约两米的地方说话，但即便隔着这么远的距离，我依然闻到了她浓烈的口气。我有些替她惋惜：穿着这么讲究，言谈也如此优雅，如果能多注意些养生就好了。

口气重，会带来人际交往中的尴尬，经常有人向我求救："罗博士，我有一个同事的口气特别重，可我又不能直说，怕伤害对方自尊心，您说我该怎么办呢？"

口气重的原因有很多，比如患有龋齿和牙周炎等口腔疾病，但最关键的原因，通常却不在口腔里，而是脾胃功能失调上。中医认为，口为肺胃之门户，脾气通于口。正常情况下，胃气从身体右侧下行，脾气从身体左侧上升，各行其道，浊气向下，清阳之气上升，这是正常的脾胃运转规律。

可是，如果肝气不舒，人体气机逆乱，肝木横逆克脾土，脾土受伤，水湿泛滥，脾气就无法升清，而胃气则会反其道而行之，不仅不降，反而上逆。就如同下水道里的脏水不往下走，反而往上涌，那股味道，绝对一言难尽。

一般人发现口气重之后，都认为是消化不良，胃上有火，于是忙着去清胃火，这种方法虽然能暂时管用，但是寒凉的药物也会伤及脾胃，并不能彻底解决问题。

我的思路是：疏肝理气，让脾气上升，胃气下降。就好比把下水道疏通，让该下去的畅通往下。具体的方法是食疗：

配方：玫瑰花 3 克、陈皮 3 克。

用法：泡水代茶饮。

如果您平时喝茶，也可以放到茶叶里同时饮用。玫瑰花芳香祛秽，同时具有疏肝理气的作用，而陈皮可以行气、理气，这两味药配合起来，可以有效调畅气机，减轻脾土的压力。

这个时候，还可以每天喝一罐杏仁露，这个饮料北方到处都能买到，如果南方的朋友买不到，可以上药店买些杏仁，捣碎后自己熬水喝。

如果不仅口气重，还伴有脘腹胀满疼痛、不思饮食、嗳气吞酸、脉滑等症状，舌苔厚腻，甚至颜色发黄，这说明您胃里的食积湿热蕴积了。这时只喝代茶饮和杏仁露可能解决不了问题，可以服用中成药"保和丸"。

"保和丸"源自朱丹溪，他是金元时期著名的中医四大家之一。方子里面有山楂、神曲、半夏、茯苓、陈皮、连翘、莱菔子、炒麦芽这几味药。

焦山楂为君，开胃健脾，消一切饮食积滞，尤其擅长消肉食油腻之积；

炒神曲是用辣蓼、青蒿、杏仁泥、赤小豆、鲜苍耳子加入面粉或麸皮后发酵而成的曲剂，再经过炒制而成，甘辛性温，消食健胃，擅长于化酒食陈腐之积；

莱菔子就是我们熟悉的萝卜籽，辛甘而平，除了具有化痰的作用，还可以下气消食除胀，擅长于消谷面之积，尤其对肠道的积滞，效果更好。配合上炒麦芽，能同时起到消食导滞的作用。

焦山楂、炒麦芽、炒神曲，就是我们通常讲的焦三仙，加上莱菔子，效果就更好了。

但是，这个方子真正高明的地方，是想到了积食淤积容易生痰、阻气、生湿、化热，所以用半夏、陈皮辛温，理气化湿，和胃止呕；又用茯苓甘淡，健脾利湿，和中止泻，这三味药，就是化痰的祖方"二陈汤"去掉甘草，在消食导滞的基础上，增加了化痰祛湿的作用，蕴含着高深的智慧。

而高明之处还不止于此，方子里面还加上了一味清热的中药连翘。连翘味苦微寒，可散结以助消积，但更重要的是，积食会导致淤积化热，所以才用连翘清解食积所生之热。这样诸药配伍，使食积得化，胃气得和，热清湿去，则气血通畅，身体自然安泰，口气自然也就没有了。

8. 定时排便，比什么名牌都珍贵

便秘是女人难言的烦恼，再端庄迷人或优雅知性的女性，都有可能深受便秘之苦。美女兼才女胡因梦就曾说过："定时排便，比买名牌衣服重要一百倍、一万倍。"

很多女性一便秘，马上就想到是肠胃有热，于是赶紧吃牛黄解毒片。这是错误的做法，便秘也有虚实之分。

实症里面，又分热秘、气秘。

热秘是指肠胃确实有热，燥结其中，往往是外邪导致的，也可能是油腻的东西吃多了，积滞化热导致的。这种便秘表现为大便干结，腹中胀满，疼痛拒按，面赤身热，口干口臭，心烦口渴，渴欲饮冷，小便短赤，舌干、红绛，苔黄燥，脉数。

这种便秘很可怕，一些脑中风患者，大便数日不通，各种实热症状大爆发，此时如果能够通腑泄热，病情立刻就能有转机。

对于这种便秘，必须要用泻热导滞，润肠通便的方法，您可以吃点儿"牛黄解毒丸"或者"麻仁润肠丸"等中成药，用来清热泻火，也可以用蒲公英，每次 10 克左右，泡水代茶饮，起到清热泻火、通便的作用，而且不伤正气。

　　但要注意的是，必须确定是有实热的便秘，才可以用苦寒泻火的方式来调理。现在很多人调理便秘存在很大误区，一遇到便秘，就认定有火，马上用大黄等药泡水喝，或者用"牛黄解毒丸"这样的凉药，有的女性甚至长期服用，这是非常有害的。其实，有实热的便秘并没有想象的那么多，可是苦寒之药用得多了，正气受伤，日后便秘反倒会越来越重。

　　气秘，是肝气郁结导致的便秘。这种便秘中女性所占比例很高，临床表现为大便干结（也有的不太干结），想排便却排不出来，即使排后也觉得不痛快，而且腹中胀痛，肠鸣矢气，频频打饱嗝，饭量减少，胸胁间气机阻塞，感觉堵得慌，有的经期乳胀，有的呕吐上逆，舌苔白腻，脉弦紧。

　　对于这种便秘，可以用下面这个方子：

　　　配方：玫瑰花3克、月季花3克、陈皮3克。
　　　用法：泡水代茶饮。

　　也可以用"柴胡舒肝丸"和"加味逍遥丸"等中成药疏肝理气。气郁积滞严重了，则需要用"木香槟榔丸"等中成药。

　　而虚症里面，有气虚和血虚两种。

　　虚秘是指气虚导致的便秘。对于虚秘的女性，越是用泻药强行通便，越容易伤正气。虚秘的病因是正气不足，临床表现为大便很艰难，但是大便实际并不干硬，这是明代大医张景岳总结出来的规律。他说，这种人虽然想大便，但用力到出汗甚至气喘吁吁，也排不出来，排便后往往筋疲力尽，面色苍白，说话有气无力，舌淡嫩，苔薄白，舌边有齿痕，脉细弱。遇到这样的便秘，千万不要着急通便，要慢慢补气，将正气补足之后，大便自然而然就通畅了。

有位在央视工作的朋友，一天她突然在微信上向我求助，说自己最近出了点儿问题，不知怎么回事开始便秘了，并因此影响了整个人的状态。她把舌头的照片发过来，我一看，是舌苔满布的舌象，舌体稍微有点儿胖大，这是水湿过重，脾虚的表现。我问她，最近是不是感觉特别疲惫？她说确实如此，最近总觉得特别没力气，整天无精打采的。我建议她可以每天早饭后服用中成药"补中益气丸"，午饭后服用"逍遥丸"，晚饭后服用"归脾丸"，并嘱咐她，千万不要着急通便，只要正气充足，身体自己会恢复的。一个月之后，她又给我发来微信，说服用以后，很快就排便正常了。

这就是一个典型的气虚秘，因为正气不足，导致无力推动气血运行，如果此时用泻药，越泻越伤正气，反而会加重病情。

对于气秘的女性，我一般建议的方法是：用杏仁露冲服"补中益气丸"，杏仁可以开肺气、通大肠，起到通便的作用，"补中益气丸"可以增强正气。

还有一种便秘，是血虚导致的。在我的经验中，女性最常见的便秘有两大类型：除了肝气不舒，就是血虚。

很多女性在生完孩子后，就会出现便秘，加重了产后的痛苦。其实，这大多是因为失血造成的，对此，古人还有个十分形象的比喻，大意是说肠道如同河道，大便如同河中的小舟，如果河道干涩无水，当然舟行不畅。

我在上海讲课时，碰到了商学院的一位女老师，她一看到我，立刻欢呼着把我拉进办公室。她说自己从前一年生完孩子后，就出现了便秘，很痛苦，这次终于在学校见到我了。我看了她的舌头，舌质是淡白的，颜色很浅，判断她是血虚导致的便秘。女性在生产的过程中，很容易耗伤阴血，出现血虚，这时如果使用泻药，会越泻越虚，后果非常严重。

我建议她服用"玉灵膏"，她使用后向我反馈：不但便秘好了，连体力都得到了恢复。之前，虽然家里一直有老人帮她照顾孩子，但每天一到下午，她还是觉得自己像是筋骨尽断，浑身一点力气没有，而现在，她感到自己又精力充沛了。

其实，女性气血亏虚导致的便秘很普遍，如果她们没能了解其中的中医原理，一遇到便秘就只想到用泻药，不仅无济于事，还会严重损伤自己的身体。

9. 女性防止面瘫，要经常疏肝

面瘫，在民间有很多不雅的称呼，比如歪嘴巴、歪歪嘴、吊线风、吊斜风、歪嘴风等。很多人认为，"风"是面瘫的罪魁祸首。夏天在房间里吹了空调，冬天在外面受了风寒，或者睡觉时窗户开了一条小缝，被风吹到后，都容易出现面瘫。

而我认为，面瘫绝对不是单纯的受寒，还源于内部的脆弱。

一个人是否生病，取决于两大因素。一是外在的因素，即六淫——风、寒、暑、湿、燥、火，现在还要包括受到污染的空气、水和光。外在因素的确是致病的一个重要原因，但并不是决定性的。也就是说，如果您被风吹了，被雨淋了，并不意味着就一定会生病，还要取决于最重要的内在因素，即七情——喜、怒、忧、思、悲、恐、惊。

很多女性都有这样的经历：同样在寒风和酷暑中，有的人病倒了，有的人半点事没有。即使是同一个人，有时被冷风吹了，身体安然无恙，而有时稍微淋一点雨，就会大病一场。

任何疾病，都是里应外合的结果。如果内部的堡垒足够牢固，外面的敌人是奈何不了的，只有内部出现分歧、矛盾和裂痕，外敌才可能突破防线，攻城略地。

面瘫的女性们，大多是同时遭受了内外夹击：内部是肝气不舒，脾胃较弱，正气不足，导致肝火越来越大；外部是受寒受风。结果外寒里热，就患上了面瘫。这种情况，一味地散寒是不行的，还要清除里热。

所以，想要避免面瘫，就要经常疏肝理气，保持情绪的稳定，正如《黄帝内经》所说："正气内存，邪不可干。"

当然，面瘫，也可能是因为肾精不足龙雷之火上奔导致的，这时可以用"引火汤"，具体方子见后面。（见第 157 页）

10. 女性有黑眼圈，该怎么调理

我常说，女性去看中医时，一定不要化妆，比如眼周涂了个烟熏妆，再高明的医生也会被误导。不过，也有的女性即使素颜状态，却还是有一双乌黑的眼圈。黑眼圈到底是怎么来的呢？

首先，肾虚的女性容易有黑眼圈。

这种黑眼圈会长期出现，颜色为黯黑，同时脸色苍白或黧黑，神情比较疲惫，精神萎靡不振。

这种肾虚属于肾阳虚，由肾精不足导致，大多是源于长期生活方式不健康。比如性生活过度，损耗了肾精，肾之黑色就浮跃于上，因此双目无神、眼圈发黑。

有人或许会说："这说得也太邪乎了，是真的吗？"

这种说法并非空穴来风，而是古人们总结出的经验，并且得到了现代医学的验证。比如，当某些与肾脏有关的激素、如肾上腺素缺失的时候，人的很多部位就会色素沉积变黑。

对于肾虚导致的黑眼圈，可以服用"金匮肾气丸"调理。

其次，瘀血的女性容易有黑眼圈。

瘀血，就是血液循环的状态不佳，而眼睛周围的毛细血管非常丰富，按照西医的说法是："静脉血管血流速度过于缓慢，眼部皮肤红血球细胞供氧不足，静脉血管中二氧化碳及代谢废物积累过多，形成慢性缺氧，血液较暗并形成滞流以及造成眼部色素沉着。"

在中医里面，瘀血的一个重要指征，就是眼眶黧黑干涩，此时脸上也会有黯黑的斑点，这是瘀血到了一定程度后造成的问题。同时，嘴唇颜色会变深，记忆力会下降，咽喉干，但不是真的口渴，身体表面会出现很多血丝，甚至有的地方会痛。这样的女性，月经量很少，同时带有黑色的血块，甚至会长期痛经，有些人则有严重的月经不调。

有时在讲课的时候，我会走下去帮大家看舌象，但很多人还没有伸出舌头，我就已经知道她有瘀血了，答案全来自她的脸上：面色惨白，脸上有很多黑斑，两个又干又黑的眼圈。这种情况下，需要坚持每天服用 3 克左右的"三七粉"，活血化瘀。还有很多气血亏虚的中老年女性，也会出现黑眼圈，她们调理时要先养血，再化瘀，单纯的化瘀会效果不佳。

最后，睡眠不足，也会引发黑眼圈。

睡眠不足，导致眼部血管无法休息，处于持续充血状态，最终会引起黑眼圈。这种黑眼圈真的有些像烟熏妆，今天有，明天没，而不是那种持续出现。这种情况比较容易调理，不用吃什么药，只要好好补觉就可以了。

虽然容易调理，但也不要轻视睡眠不足造成的黑眼圈，因为一般短时间的睡眠不足，是不会引起此类问题的，一旦出现黑眼圈，就说明睡眠不足的情况很严重了，必须引起重视。

11. 瘦身不是挨饿，而要与脾胃合作

春天，女性们终于可以摆脱臃肿的服装，展示身姿，然而正因如此，也是女性们减肥的高峰期。女性最常用的减肥方式就是挨饿，用意志对抗食欲，与脾胃展开一场艰苦卓绝的拉锯战。最开始确实能看到效果，但这就像是挤压弹簧，越到后面越吃力，然后某天支撑不住时，饿了很久的身体开始报复式进食，一切前功尽弃。很多女性的减肥之路就是如此，从最初的忍饥挨饿，到最后的胡吃海塞，循环往复，每年折腾自己一次，之后发现越减越肥。

当然，也有一些人成功打败了自己的脾胃，可结果反而更糟，

她们患上了厌食症，形如枯槁，到处求医，苦不堪言。

女性要爱惜自己的身体，尊重自己的身体，很多人的减肥是在排斥自己的身体，厌恶自己的身体。其实，很多肥胖症都是减肥减出来的，因为减肥的结果常常是暴饮暴食，就像大禹的父亲鲧，用堵的方式治水，结果九年没有功效一样。女性瘦身应该学习大禹治水，尊重身体先天的条件，采取疏导的方式，目的在于让身体通畅。而至于瘦身，不过是身体健康后必然的副产品。

经络不通，常常会造成脂肪堆积，疏通经络不仅可以让身体变得健康，也可以让身材变得轻盈、窈窕。想疏通经络，女性朋友可以艾灸下面两个穴位：

先攻肺俞穴（见图4-8）。

肺俞穴属足太阳膀胱经，在背部，取定穴位时，一般采用正坐或俯卧姿势，当第3胸椎棘突下，旁开1.5寸，也就是大概两指宽处取穴。

肺俞穴能够将肺脏的湿热水气由此外输到膀胱经，中医认为"肺主皮毛"，艾灸刺激肺俞穴，能够促进肺部的新陈代谢，加强气血对肺部的滋养，从而加强肺部对皮肤和毛发的滋养。

再得肾俞穴（见图4-8）。

肾俞穴也属足太阳膀胱经，位于人体的腰部，取穴时，通常采用俯卧姿势，当第2腰椎棘突下，旁开1.5寸，同样是大概两指宽处取穴。

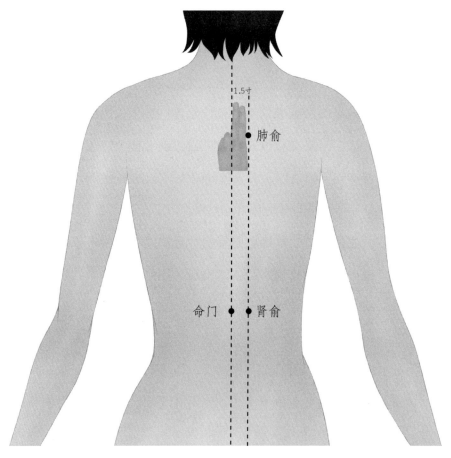

图4-8　肺俞穴和肾俞穴

艾灸肾俞穴，有助于将肾脏的寒湿水气外输到膀胱经，起到益肾助阳、强腰利水的功效。其实，我们的肥胖很有可能是因为体内有水湿，因为我们平时吃肉很多，却不爱运动，食物不能充分消化，堆积在体内就变成了痰湿，导致身体局部肥胖臃肿，失去了优美的线条。这时，艾灸肾俞穴可以帮助排除水湿，美体塑形。

以上介绍的两个穴位，都是成对的，每个穴位每天灸一次，每次灸 15 分钟左右就可以。另外，这两个穴位分别位于背部和腰部，推荐大家用艾灸盒或者艾灸罐进行艾灸，这样就可以自己操作了。有时候穴位找的不是很准确也没关系，因为艾灸作用的是一个面，不是一个点，只要把周围的部位都艾灸到就可以了。

有一类女性的肥胖，是因为体内有痰湿，她们的身体油腻，汗粘，脾气烦躁，容易有口气，舌体胖大，舌质色红，舌苔黄腻。这样的女性，是营养过剩导致的，往往看似健康，实际上身体隐患很多。针对这些女性，可以服用行气化痰的代茶饮——

> 配方：炒山楂 6 克、炒莱菔子 3 克、薏苡仁 9 克、荷叶 3 克、蒲公英 3 克。
>
> 用法：泡开水饮用。

如果患者热症比较明显，同时有面部长"红痘"，口气重，舌质红，苔黄等特点的，还可以用千年祛湿化痰古方"温胆汤"泡脚——

配方：茯苓 30 克、陈皮 6 克、法半夏 6 克、竹茹 6 克、枳实 6 克、炙甘草 6 克。

用法：中药熬水，开锅 30 分钟，滤出药汁，然后分成两份，早晚兑入温水泡脚，每次 20 分钟。水温不要太烫，水淹过脚面即可。

另外，肥胖的女性中，还有一种气郁型，她们总是情绪郁闷，不开朗，喜欢吃零食，很少运动，月经不调，舌苔薄，舌体胖大，舌色暗淡。调理方法可以用行气的代茶饮：

配方：玫瑰花 3 克、月季花 3 克、代代花 3 克、荷叶 3 克。

用法：泡开水饮用。

第**5**章

痛经和月经不调，
到底该如何调理

1. 痛经时，我该怎么办

痛经，也就是中医所说的经行腹痛，是女性常见的问题。

痛经来袭，轻则脸色苍白，浑身冷汗，四肢冰凉；重则上吐下泻，卧床不起；更有甚者能直接疼晕过去。有女性对我这么形容痛经的感受："感觉肚子被坦克碾了一百遍。""真想把子宫拽出来，扔在地上踩几脚，然后头也不回地走。"因为痛经，很多女性赌咒发誓，下辈子绝对不再当女人。

痛经其实分为很多类型，有气滞血瘀型、体寒血虚型、肝肾虚损型等。

气滞血瘀型痛经，是由肝气不舒引起的。表现为——

（1）经前脾气暴躁。

（2）乳房胀痛。

（3）经期出现小腹胀痛。

（4）心烦易怒。

（5）由于有瘀血，所以经量少或行经不畅。

这类痛经其实很容易分辨。

曾有个朋友开玩笑地说，他有一个本领，就是能准确预测女朋友什么时候来月经，我问他怎么预测，他说："每次她脾气变大、总无缘无故发火的时候，肯定就是月经快来了。"

如果女性能确定自己的痛经属于这种类型，可以在经前喝"三花茶"：

配方：干玫瑰花3克、干月季花3克、干代代花3克。

用法：泡开水代茶饮。

这是一个非常有效、也非常诗情画意的方子。

玫瑰的花语是"爱与美"，其芳香沁人心脾，还能疏肝理气。

月季花又叫月月红，寓意"美艳长新"，它更是妇科良药，有祛瘀、止痛、活血调经的作用。

代代花代表"期待的爱"，具有疏肝、和胃、理气的作用，与月季花更是绝配：月季花侧重活血，代代花侧重行气。

瘀血严重的女性，还可以饮用"山楂红糖水"：

配方：山楂50克，红糖35—40克。

用法：熬水喝。

山楂，能活血化瘀，扩张血管，软化血管，促进冠脉血流量，防治动脉硬化；红糖，能促进血红细胞的产生，补充阴血。"山楂红糖水"一般从经前3—5天开始服用，直至经后3天停止，能明显缓解痛经。

2. 体寒血虚型痛经，可以这样调理

还有一些女性的痛经，属于体寒血虚型。

体寒，就是由于身体遭遇风吹雨淋，或是因为吃冷饮受了凉，从而引起的痛经。这种痛经表现为——

（1）经期或经后小腹冷痛。

（2）月经色淡，且量少。

（3）腰膝酸软。

（4）手足不温。

（5）小便清长等。

调理的方法，是喝"生姜红糖水"：

配方：生姜两块，大约 50 克，切细；红糖 35—40 克。

用法：熬水，口服。

"生姜红糖水"能温经散寒，养血止痛，可以大大降低甚至消除痛经的痛苦。

至于血虚引起的痛经，是身体气血不足的后果，表现为——

（1）经期小腹绵绵作痛，或小腹阴部坠痛，喜温喜按。

（2）月经量少，经色淡。

（3）还可能伴有面色苍白或萎黄、少气懒言、神疲乏力等症状。

调理的方法，是平日以少量的黄芪和大枣泡水饮用。

对于又有体寒、又有血虚的痛经，我建议喝"当归生姜羊肉汤"：

配方：当归 20 克，羊肉 200 克，生姜适量，食盐适量。

用法：将羊肉洗净，切成小块，用沸水去掉腥膻味；把处理好的当归、羊肉、生姜片全部放入小炖盅内，加满水；盖好盖子，放入大锅中，隔水炖；先用大火烧开水，再调小火慢炖 3 小时；出锅前可以加一点点的盐。

当归，被称为"补血之圣药"，性温，归肝、心、脾经，具有补血活血、散寒止痛、润肠通便的功效。针对由于血虚、血瘀寒凝导致的痛经、月经不调、虚寒腹痛、便秘，有非常好的疗效。

羊肉，是肉类中用来温补阳气的首选，其性温，归脾、肾经，有益气温中、补肾壮阳的功效，对阳气不足导致的四肢不温、畏寒、虚弱无力等有很好的治疗作用。《名医别录》记载羊肉可治"虚劳寒冷"，"补中益气，安心止惊"；孙思邈在《千金食治》中也说羊肉"主暖中止痛，利产妇"。羊肉还有通乳的功效，如果产后出现气血亏虚、缺乳的情况，产妇也可以通过羊肉来调补。同时，汤中的生姜也是温通散寒的良药。

漫漫寒冬，这道"当归生姜羊肉汤"能给血虚、畏寒、痛经的女性，带来特别的温暖。这款汤在张仲景方子的基础上进行了改良，更符合现代的食疗习惯，既能满足味蕾，又能解除女性的痛经之苦。

还有一种痛经类型，是肝肾虚损型。其表现为：在月经结束后的一二天内小腹绵绵作痛，月经量少，色淡，质稀，常伴潮热、耳鸣、头晕等症状。调理的方法，是经常食用或泡服枸杞子。

3. 治痛经，艾灸很有效

如果痛经到了难以忍受的程度，可以吃止痛药缓解，然后去医院进行系统治疗。当然，还可以用艾灸缓解痛经，需要艾灸的穴位有：

肾俞穴（见图5-1）在背部，中医认为"经水出诸肾"，说明月经和肾的生理功能之间关系紧密。很多人痛经时都会觉得"腰断了一样"，可以将两手搓热后，上下来回摩擦肾俞穴50—60次，两侧同时或交替进行，能有效缓解经期腰痛。

关元穴（见图5-2）在小腹部，隶属于任脉的穴位，任脉位于胸腹部正中，总管全身阴经。对于女性而言，"任主胞胎"，任脉负责女性的子宫与胎孕。现代医学认为，关元穴可调节内分泌，治疗生殖系统疾病。艾灸此穴可以培元固本，补益下焦。

地机穴（见图5-3）属足太阴脾经，在阴陵泉（胫骨内侧髁下方的凹陷中）下3寸。地机穴和脾理血，调燮胞宫。可作为日常保

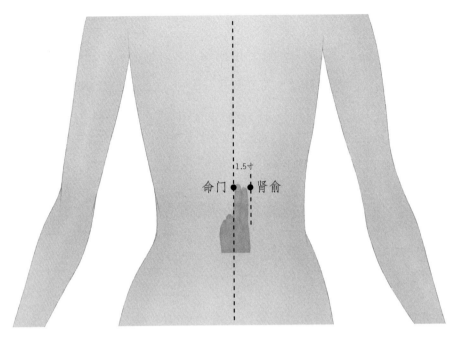

图5-1　肾俞穴

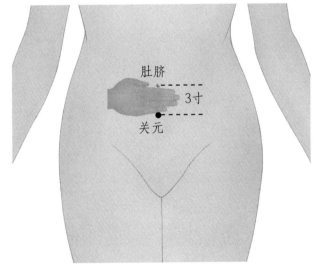

图5-2　关元穴

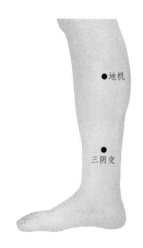

图5-3　地机穴和三阴交穴

健的穴位，找到该穴位最敏感的地方，用拇指由轻到重逐步按揉，每次按揉3—5分钟，每天进行1—2次。

　　罗博士特别叮嘱：虽然是日常保健穴位，但孕妇忌用。

　　三阴交穴（见图5-3）在小腿内侧，足部的三条阴经在此处交会，被称作妇科主穴，可延缓衰老，推迟更年期，保持女性的魅力。艾灸此穴可调补肝、脾、肾三经气血，有消谷化食、调经止痛的功效。

　　操作：在上述几个穴位处进行隔姜灸，所谓隔姜灸，就是将新鲜老姜，切成0.2—0.3厘米厚的姜片，贴在穴位上后用艾炷灸。一般每穴施灸 5—7 炷，每日灸 1—2 次。可在月经前几天或一个星期开始艾灸，如果不是经量较多，经期可以继续艾灸。一般艾灸十天为一疗程，效果明显。

> 罗博士特别叮嘱：由于是在经前艾灸，所以要确定自己没有怀孕，孕妇忌用。

此外，我还有个缓解痛经的小妙招，这是中医同道张宝旬先生所传，很有效验：

> 去药店买来酒精棉球，痛经时塞到两侧耳朵中，3—5 分钟即可有效缓解疼痛。
>
> 其原理是"肾开窍于耳"，酒精温热，可以很好地起到疏通经络的作用，对于缓解痛经十分有效。

4. 月经期间到底能不能洗头

很多女性一天不洗头，就会浑身难受，但坊间一直流传着"月经期间不能洗头"的观点，网络上更有帖子爆出：经期洗头会引起子宫收缩，把本该排出的污血留在了里面，让人患上子宫肌瘤。难道在3—7天的经期中，真的不可以洗头吗？

有的女性说："我来月经时天天洗头，一点儿问题没有。"

也有女性说："我只要月经期间洗头，月经立刻停止。"

而更多的女性则是听着不同的"经验之谈"，不知相信谁好。

那么，月经期间究竟能不能洗头？洗头是否会引发身体问题呢？

首先我们必须解释清楚：为何有些女性在经期洗头，月经就会停止？这是个很关键的问题。

如果有女性因为洗头引起了月经异常，有两个原因：一个是自己正气不足，稍有外邪，身体就会失调；另一个则是真的被寒气或者湿气伤到了，导致经络运行失常。

那么，洗头的哪个环节，导致了寒湿入侵呢？

我们可以用破案的方式，将洗头过程逐一拆解，最终呈现出这些细节：

（1）洗头的水，是凉的，还是温热的？

（2）洗头之后，在吹头发的时候，是否快速吹干？

（3）电吹风的风，是否能进入体内？

（4）吹过头发后，是否会被冷风吹到？

下面，需要我们对每个细节进行分析：

（1）洗头的水

我估计处于经期的女性，除非条件实在有限，否则都会用温水洗头。但要注意，温热就可以了，不必用很热的水去洗，否则过犹不及，从过热的水转到正常的空气温度后，反而容易受凉。

也有女性说：水温不重要，关键是早晨阳气升发，此时用水洗头，尽管是温水，水性也会灭火，灭阳气的。如果这样去解读中医，那真活得太累了。我们早餐常会喝粥、豆浆和牛奶，里面的水难道也会灭我们的阳气？如果您认为会，那可以尝试每天早餐只吃干粮，滴水不沾，估计坚持不了几天就会火大。我对这类打着中医旗号的所谓"讲究"，深恶痛绝。

（2）洗头之后，是否快速吹干头发？

这个环节，问题很多。

首先，很多女性洗头的水很热，但房间却是冷的，热水洗头的时候，毛孔张开，洗过之后，房间迅速给您降温，这确实会影响身体。一般夏天时，这个问题还不明显，但在冬天，尤其是在南方，则很容易受寒。我建议应该打开浴霸，把卫生间的温度提高。

然后就是电吹风的吹干环节，此处也存在问题。女性的头发长短不一，如果是短发，吹干头发通常比较快，基本不会出现问题。可换到长发女性身上，吹干头发需要一个很长的过程，如果此时房间很冷，就很容易受寒。所以，我建议长发女性务必注意卫生间的温度，尽量保持温暖，这样才不会被寒气伤害。

除了洗头，经期洗澡在出浴过程中，也会让身体暴露在空气中，受到寒气的威胁，不少女性反映经期洗澡会导致月经量减少，正是这个原因。这个问题真的要给予重视，再加上增加感染几率等因素，建议经期尽量避免洗澡，尤其是坐浴和泡澡。

（3）电吹风的风是否会进入头部？

这个问题或许让你想要发笑，但真的不要把它当成笑话，中医一向很重视风的问题，甚至有"圣人避风如避矢"的说法，这个"矢"，就是弓射出的箭，可见风带来的伤害程度。一般我们需要当心的是冷风，虽然电吹风大多是吹热风，基本没什么问题，但我建议大家不要开到最热挡，同时，也不要正对着头皮吹，而是要斜着吹，这样就不会给风寒任何机会了。

有的人说："就算是和缓的风，但也算风邪啊！"如果您这么认为，那恐怕只能活在真空中了。走出家门，会有车驶过、有鸟飞过，连空气都在流动，难道这都是风邪？自己或许弱不禁风，但责任并不在风，而是要考虑自己的正气问题。

（4）吹完头发，走出房间，是否会被冷风吹到？

这是最需要注意的环节了！

通常吹过头发后，头部温度比较温热，毛孔就会张开，如果此时骤然出门，外面的温度又刚巧很低，就非常容易受寒，这是很多女性都会忽视的一环。建议洗头过后，要让身体适应一会儿再出门，这样就更加稳妥了。

现在，我们已经可以明确：经期洗头所出现的问题，是因为被寒湿伤到，影响了经络的运行。所以，在洗头的过程中，如果能够保证周围的温度，让自己不会骤然由热到寒，就不会有任何问题。

而有些女性反映的"经期一洗头，月经就停止"问题，我认为她们很可能是在某个环节受了寒。如果真的存在家中温度过低等情况，建议不要在经期前三天洗头，没必要让自己的身体冒险。

但还有一种情况，那就是外部条件一切良好，但还是会因为洗头影响了月经。其实这和"出门风一吹就感冒"是一个道理，说明您身体的正气不足。女性可以把这种情况当作诊断气血不足的一个指征，这样的女性一定同时怕风、怕冷，冬天手脚冰凉，面色灰暗无光泽，月经量少。这种情况下，就不要把问题怪到洗头上了，而是要想办法滋补气血。

5. 女人的大姨妈，该怎么伺候她

月经，还有一个隐晦而又亲切的名字——大姨妈。

不过，这位姨妈可真是不好伺候，她敏感、娇气、脾气古怪，俗话说"宁治十男子，不治一妇人"，就包括调理女性的月经。

调月经可是一个细致活，必须拿捏得恰到好处。我为一位患者调月经时，本来是让她用方子泡脚，谁知她试着喝了几口汤药，结果月经就不来了，后来费了很多精力，我才一点点将她的月经调回来，恢复了正常。

月经不调，包括周期不准的问题，比如月经提前，或月经推后；还有月经量问题，比如量很多，或者很少；还有月经的时间，有的很短，短到没有就是闭经，有的则很长，拖延很久，甚至淋漓不尽；还有一些是比较特殊的，比如功血，也就是功能失调导致的出血等，都属于月经不调的范畴。

大姨妈不来串门，女性们很焦虑，很忐忑；大姨妈住下了就不肯走，女性们同样惶恐不安，觉得身体肯定出了大问题。月经淋漓不尽，在中医里面叫"漏"，而我们通常说的"崩漏"，里面的"崩"和"漏"，并不是一回事儿。"崩"，是指出血量很大，即来势迅猛的出血；而"漏"，是指点滴而下、淋漓不尽的出血。如果出现淋漓不尽的出血，女性要保持警觉，尽快去做相关检查。如果下腹部有明显不适，气味或分泌物异常，要及时排除是否有恶性病变。排除了以上可能，那么一般的淋漓不尽，则是比较容易调理的，这是中医擅长的方面。

中医认为月经过后，如果继续出血，淋漓不尽，拖延多日，有以下几个原因：

一是正气不足，肾虚脾虚。

二是有热，热迫血行，这种热未必是实热，往往是虚热，比如阴虚导致的虚热，使得血液循行出现了问题。

三是有瘀血，大家会问：瘀血不是会堵住吗？怎么会出血？殊不知，瘀血往往是出血的原因。这就好比一条小溪，溪水原本流得比较顺畅，可是突然中间放了一块大石头，把溪水的通道给堵住了，结果溪水便流出原来的通道，漫出来，越过石头。同理，当瘀血出现后，血液也会像溪水一样流出原来的通道，这就是出血。

针对上述情况，我将民国名医张锡纯的方子"安冲汤"和《傅青主女科》中的一个方子进行综合，形成了一个调理月经淋漓不尽的方子：

配方：生黄芪30克、白术30克、当归30克、生龙骨18克（捣细）、生牡蛎18克（捣细）、生地9克（虚热严重可以用到30克）、白芍9克、海螵蛸12克、茜草9克、川续断12克、桑叶9克，三七粉6克（药汁冲服）。

用法：熬水，口服。

罗博士特别叮嘱：有此类问题的女性，可以请当地医生帮助分析一下，然后按照此方中的思路加减，效果定然可期。

曾经有位女士向我求助，说自己每次月经过后，都是淋漓不尽，拖延很久，很痛苦，同时因为劳累，现在体质也感觉明显下降。我让她把舌头发来，我一看，齿痕明显，这是正气不足了，于是，就推荐她试试这个方子，结果，三服药过去，血就止住了。

月经的各种复杂变化，都反映了身体的内部变化。引起月经不调的内因很多，有气虚、血虚、阴虚、阳虚、肝郁、瘀血、痰湿和湿热。所以，调理月经不能跟着月经跑，如果单纯去分析月经，那样一定会蒙掉，而应该由表及里，依据舌象和月经的颜色、量等，再结合其他身体指征，去分析自己属于哪一种，然后，从内部进行调理。只要内部和谐了，月经就会变得温和从容，风调雨顺。

6. 气虚的女人，经色淡，经量多

判断是不是气虚导致的月经不调，其实很简单，只要看舌头有没有齿痕就知道了，有齿痕的，基本都属于气虚。

同时，气虚的女性还会面色发白、神疲乏力、气短懒言、动辄自汗、头晕耳鸣、小腹坠胀、胃口差、大便稀薄、脉细无力、尺脉弱。

气虚的女性，月经周期会变得紊乱：有一部分人会先期而至，这是气虚无力固托的缘故，时间还没到，就已经托不住了；还有一部分人会后期而来，这是气不生血、血液不足的缘故；还有的女性"君问归期未有期"，月经啥时候来？看缘分！

从月经量上来看，气虚的女性经期会延长，经量多，最大的特点是经色淡，质稀薄。之所以月经量大，也是因为气虚无力固托，流失太多。

调理的方法在于补气，可以吃一些人参制品，而中成药可以服用"归脾丸"，或者"人参归脾丸"。现在的中成药，"归脾丸"用的是党参，比较平和，而同仁堂的"人参归脾丸"用的是人参，力道大一些，在这里比较适合。"归脾丸"在中医里常被划到养血的方子

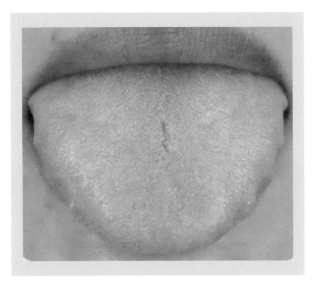

舌两侧齿痕明显，说明气虚，体内湿气比较重

里面，其实它是气血双补的，尤其适合气虚的女性。

7. 血虚的女人，经色淡，经量少

所谓血虚，就是血液不足，也是很多女性月经不调的原因。血虚与西医的贫血有交叉的地方，我们说某位女性血虚，她未必会检验出贫血，但如果血虚严重，则一定会导致贫血。

想知道月经不调是不是血虚引起的，可以从下面几方面诊断：

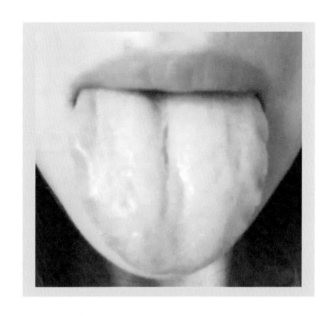

舌质淡白，苔薄白，是典型的血虚舌象

（1）月经周期多为延后，月经量少，色淡，质稀，有的女性甚至很早就闭经了。虽然气虚的女性月经也会推迟，但经量很大，有一泻千里的感觉，而血虚的女性则月经推迟，经量少，很快就没有了。

（2）小腹有空坠感。

（3）脸色憔悴、萎黄，皮肤粗黑没有光泽，指甲里面的颜色、嘴唇的颜色、眼睑的颜色等总是惨白的。

（4）畏寒，手脚冰凉。很多女性因为生孩子或者流产，导致阴血大亏，又没有及时补足，就会出现手脚冰凉的症状，结果怎么补阳都没有效果，而一养血，身体则立竿见影恢复了。不过，血虚的手脚冰凉，与阳虚的手脚冰凉还不一样：血虚的女性冬天手脚冰凉，而夏天，在室外会手脚温暖，一进入空调房就手脚变凉，这是血虚不能濡养四肢导致的；而阳虚的女性，夏天也会手脚冰凉。

（5）容易失眠，这叫血不养心，尤其是生孩子过后出现的失眠，是判断血虚的重要依据。

（6）身子虚弱。一般蹲在地上半个小时后，站起来感到头晕，这是正常的。如果您蹲下一两分钟后，站起来就眼前发黑，这就是血虚。

（7）劳累过后，容易头晕心悸，非常容易疲惫。女人都是喜欢逛街的，但血虚的女人一条街逛下来，就会四肢无力，累得"骨头像要散架"一样，心脏乱跳，而且容易头晕。

（8）记忆力变差，容易忘事。刚见过的人、做过的事，转眼就忘了，这也是血不养心造成的。

（9）最重要的，就是舌质淡白，苔薄白，脉细弱。

由血虚导致的月经不调，吃"玉灵膏"可以彻底解决。

自从我在中央电视台《百家讲坛》上，介绍了王孟英的"玉灵膏"之后，无数女性用它来补血，效果非常明显。"玉灵膏"的做法是：

配方：龙眼肉 500 克，西洋参 50 克。

用法：捣碎，拌均匀；放到一个碗里，上锅隔水蒸，蒸到 40 个小时。每天一调羹，开水冲泡服用。

罗博士特别叮嘱：孕妇忌服，儿童不宜。有肝火和湿热蕴阻的人也不能用，感冒期间停食。

"玉灵膏"蒸十几个小时，味道是甜的，口感不错，但吃了容易上火。蒸到 40 小时（不是连续蒸的，是可以时断时续地间隔着蒸），虽然味道有点儿发酸发苦，却不上火，且效果最好。

用"玉灵膏"调理好了身体的例子很多，有一位女士自从做了一次人工流产后，身体就变得虚弱不堪，她的主要症状有：

（1）月经开始推后。

（2）月经前乳房胀痛，一碰就疼，吃"加味逍遥丸"也不管用。

（3）经常失眠，吃安眠药都不见效。

（4）非常容易感冒，常常手脚冰凉。

（5）面黄肌瘦，消化不好。

（6）去超市买点儿东西，就累得不行，必须躺在沙发上休息半天。稍微做点儿家务，就心脏发紧、发痛。说起话来有气无力。去北京阜外医院全面检查过心脏，没有问题。

后来她坚持吃"玉灵膏"，很快，所有症状都消失了，不仅月经正常了，精力也充沛了。以前逛一个小时商场，她就觉得腰酸腿痛，筋疲力尽，现在逛一下午商场，还能马上回家做饭，辅导孩子写作业，一点儿也不感觉疲惫。与此同时，心脏发紧、隐痛的毛病也没有了。

很多女性在生孩子或流产后，身体没有得到补充，往往血虚，导致月经不调，体质一落千丈，而"玉灵膏"是女性补血的千古良方，最适合这类女性服用。

8. 阴虚的女人，舌质红，经色红

都说"阳虚恶寒，阴虚恶热"，阴虚导致的月经不调，有以下判断标准：

（1）看自己的两颧是否潮红，潮红是阴虚的指征。

（2）看自己的手心和足心是否很热，热是阴虚的指征。

（3）看自己是不是咽干口燥，骨蒸潮热，总是盖上被子嫌热，掀开被子又觉得冷，这是阴虚导致的虚热。

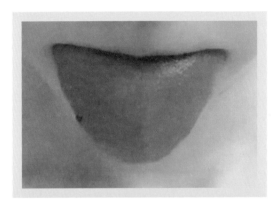

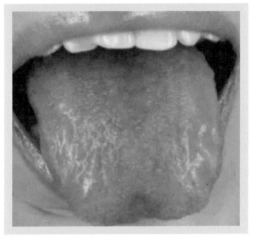

阴虚的女人，舌质红，舌苔很薄或者无苔

（4）看自己是否失眠多梦，心烦易怒，阴虚也会让人烦躁、失眠多梦。

（5）看自己的小便是不是黄而少，大便是不是干结。小便少而黄，大便干结，这是阴虚导致的虚火。

（6）看自己的舌质是否发红，而舌苔很薄或者无苔，脉细数，舌红是阴虚最重要的标志。

如果您的身体内部处于阴虚状态，那么，您的月经周期多会提前，这叫热迫血行，因为体内有热，血热则妄行。但是也有先后无定期的，这样的女性经期延长，经色鲜红，量或多或少：量多的女性，是因为热迫血行；而阴虚久了，灼伤血液，月经的量也会逐渐减少。

也许有女性会问："罗博士，气虚和阴虚，都会导致月经周期提前，这两者之间有什么区别呢？"

最主要的区别，就是看月经的颜色。气虚是因为托不住了，月经会色淡、质稀，而阴虚是热迫血行，月经会鲜红。另外，两者通过舌象一看就能分清楚：气虚的舌象有齿痕；阴虚的舌象舌质红，舌苔薄。

阴虚的调理方法，可以服用"归芍地黄丸"或者"六味地黄丸"。至于方剂，可以用"二至丸合两地汤"加减，"二至丸"就是女贞子与旱莲草两味药，而"两地汤"是由大生地、元参、白芍药、麦冬肉、地骨皮和阿胶组成，是《傅青主女科》里的方子。

还有一个调理阴虚的妙方。

配方：生地9克、麦冬9克、沙参9克、枸杞子9克、石斛6克、当归3克、猪脊骨一段。

用法：煲汤服用，一周即可。

9. 阳虚的女人，舌质淡，经色黯

记得一年冬天，我从新加坡回国，当时新加坡还算暖和，但目的地广州却很冷。在新加坡登机时，同机有一个20来岁的女孩子，穿着小短裙，那真是要多短有多短，要多薄就多薄。到了广州下飞机后，我看到她冷得体若筛糠，浑身抖成一团。虽然她的裙子确实时尚，也把自己的身材展示的很曼妙，但是这种要美丽、不要健康的态度，我觉得是不明智的，因为您现在年轻，气血正旺，还可以抵挡，等年龄稍微大点，正气稍稍衰退一点，问题就来了。现在很多女性的疾病都是很早以前，她们认为"没事儿"的时候造成的。

现在阳虚的女性很多，原因就是她们喜欢在天气寒冷时穿裙子、穿单鞋，有些大冬天还要露出脚踝，或者是爱吃寒凉的冷饮，如此多方受寒，能不阳虚吗？

阳虚的女性，脸色苍白或者黧黑，浑身怕冷，弱不禁风，一年四季都手脚冰凉，身体总是疲惫状态，小便清长，大便稀薄不成形，

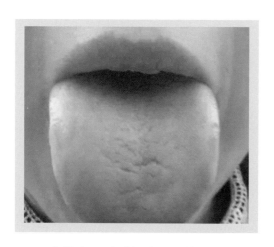

阳虚的女人舌质很淡，舌苔是白的

性欲和性功能减退，舌质淡白，脉迟弱。

身体处于阳虚状态的女性，她们的月经周期会延后，量少、色黯、夹血块，经常伴有小腹冷痛的症状，如果用热水袋温暖一下腹部，疼痛就会减轻，这样的女性不在少数。

有些女性会问："罗博士，气虚、血虚和阳虚都有月经周期延后的情况，我如何知道自己属于哪一类呢？"

我的回答是，虽然气虚、血虚和阳虚都会周期延后，但气虚是量大，血虚是量小，而阳虚是色黯、夹血块，并常常伴有小腹冷痛。

阳气有温暖肢体、脏腑的作用，女性受寒，会导致阳虚，对胞宫的影响非常大，调理的方法，可以使用艾灸，也可以用艾叶熬水泡脚，每次3克艾叶就可以了。如果要服用中成药，可以用"艾附暖宫丸"，这是个非常经典的妇科用药，专门针对宫寒女性，这个方子出自《仁斋直指方论》一书，是传承千年的名方。

　　"艾附暖宫丸"的主要成分是：

> 配方：艾叶炭、香附、吴茱萸、肉桂、当归、川芎、
> 白芍、生地黄、黄芪、续断。
>
> 罗博士特别叮嘱：孕妇出现阳虚，必须由医生分析指
> 导后服药，不可自己随意使用。

　　从这个方子的药物组成来看，里面有养血的"四物汤"，其中地黄用的是生地，是为了反佐方子里面的其他热药，防止过热，又可以起到滋阴效果；黄芪用来补气，这样就实现了气血双补；此外，方子里面还用了艾叶、肉桂、吴茱萸来温阳，是专门针对身体受寒而设立的；同时，加上香附来配合川芎理气，调畅气机。

　　"艾附暖宫丸"可以理气养血，暖宫调经，治疗下列症状：

　　（1）因虚寒导致的行经错后，经量少，有血块，小腹疼痛，经行时小腹冷痛喜热，腰膝酸痛。

　　（2）女性子宫虚冷，带下白浊。

　　（3）面色萎黄，四肢疼痛，倦怠无力，饮食减少，肚腹时痛。

　　（4）血虚气滞，下焦胞宫虚寒所致的不孕。在《仁斋直

指方论》中，此方就是放在治疗不孕这个科目里的。

（5）虚寒导致的胃痛、慢性肠炎，对尿频也有一定疗效。

这个方子到底有什么奇妙之处，能成为经典名方呢？

气血的循行，可以温暖身体，给全身各处带来营养，在寒冷的环境中，如果您正气充足，即使穿得很少、受了风寒，也不至于造成太大的损伤，但如果您正气不足、血虚，又肝气不舒，那么一旦受了风寒，寒邪便会长驱直入，趁机侵略您的身体深处，造成可怕的胞宫虚寒。

"艾附暖宫丸"考虑得十分周全，在活血养血的"四物汤"的基础上，既加上了温阳的药物，又加上了理气的药物，从多个角度进行调节，这种精妙思路，确实让人拜服。所以，古人的方子是很耐人寻味的，往往让人拍案称奇。

按照书中的服用方法，还要在温水里放一点点醋（淡醋汤），来送服这个方子，现在的人大多不会注意这种细节。但古人的讲究，恰恰体现在细节之上，淡醋汤为的是收敛药气，不至于热性过于发散，另外，能引药入肝经，因为女子胞宫与肝经密切相关。

需要提醒的是，这些症状都是因虚寒引起的，这样人的舌质，一定是淡白的，而不是红的，如果是红色的，一定不能服用此方。

阳虚女性的舌苔，可能会很厚，也可能是薄的，但必须是白色的，不能是黄腻的。对于舌形，此方的患者应该是正常或者胖大的，有些会有齿痕，对于那种舌形尖、舌质很红的，说明是肝气郁结，有肝火之人，绝对不能服用此方。

有肝火的女性也会觉得冷，但那不过是假象，是气机闭遏于内的结果，需要先疏肝理气才是对症。以上这些关于此方的舌诊指征，大家必须要注意。

10. 肝郁的女人，经前乳胀痛，舌尖边红

女性肝气不舒也会导致月经不调，我们再温习一下肝气不舒的诊断标准：

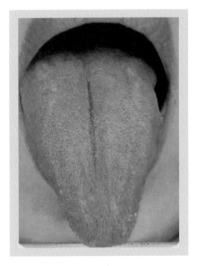

肝气郁结的舌头伸出来是尖尖的，发红

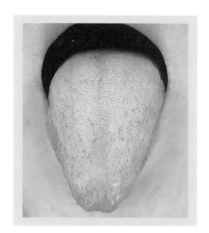

舌尖变红说明有心火

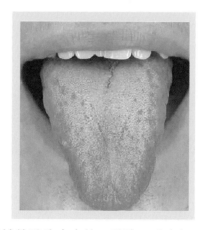

肝气郁结的舌头尖尖的，舌边、舌尖红，有白苔

（1）舌头尖，舌尖和舌边发红，脉弦。

（2）口苦口干。

（3）容易眩晕。

（4）消化系统不好。

（5）心烦易怒，或者容易郁闷，脘闷不舒，心悸。

（6）肋骨有胀痛之处，容易嗳气、呕吐、反酸水，经常叹息。

女性身体内部处于肝气郁结的状态，月经周期会变得紊乱，或先期而至，或推迟，或先后无定。先期而至，是有肝火，因而热迫血行；而推迟，则是气滞血瘀导致的；同时，经量或多或少，经行不畅，经色紫红，夹血块。

最关键的是，这样的女性往往胸胁、乳房、少腹胀痛，月经前尤其明显。肝气不舒引起的月经紊乱，是最难分析的，因为几乎没有任何规律。此时，女性要根据自己的情绪变化，观察舌象，然后结合症状来判断。

至于肝气不舒的调理方法，首先要调整自己的情绪，戒骄戒躁，温柔地对待自己、对待生活、对待自己的大姨妈，可以通过运动、旅游等方式放松情绪。同时，可以服用"加味逍遥丸"，还可以用下面这个方子。

配方：玫瑰花6克、佛手6克、月季花6克、陈皮6克。

用法：泡水代茶饮。

只要肝气舒畅，身体内部和谐了，月经自然就调理好了。

11. 有瘀血的女人，舌尖有斑点，月经有血块

很多女性都存在瘀血问题，正所谓"十个女人九个瘀"。瘀血也会导致女性的月经不调，判断女性瘀血的标准如下：

（1）舌下静脉会变粗，舌边舌尖会有瘀斑瘀点，舌质颜色青紫等。

（2）记忆力不好。

（3）失眠。

（4）喉咙干，皮肤干，皮肤表面有很多红血丝或者青血丝。

身体内部有瘀血的女性，月经周期一般是延后的，经色紫黑，有血块，小腹疼痛拒按，血块排出后疼痛会减轻。多数情况下月经量少，周期短，这是因为体内有瘀，经脉阻塞的缘故；但也有量多、周期长的，那往往是有瘀导致的血液离经，这种情况比较难治，需要将止血与活血间的分寸拿捏得一丝不差，最后通过活血化瘀，把瘀血清除掉，血液才能归经。

其实，女性的月经是一个排除瘀滞的途径，很多女性在用了活

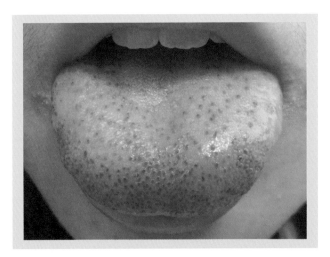

舌尖上有明显瘀点，说明体内已有瘀血

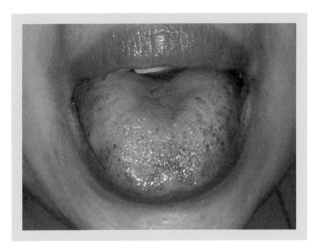

舌尖和舌两侧出现黑色或青色瘀点，说明瘀血很严重

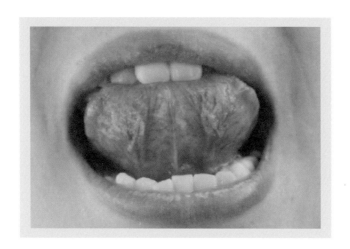

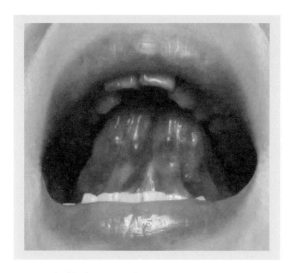

舌下两条静脉又黑又粗，说明体内瘀血很严重

血化瘀的中药以后，发现自己的月经量开始大起来，月经颜色黑、有血块，这就是身体在通过月经，排除体内的淤积。我曾经见过一位在美国行医的老中医，他发现只要是有瘀血的患者，在月经期间用活血化瘀的中药，就可以排除平时难以排除的瘀血，他还治疗过一些患者，比如因为车祸导致的瘀血很难化除，最终也通过这种方法成功解决了。

调理瘀血，可以用"桃红四物汤"泡脚（方子参见前面第11页）。同时服用"三七粉"，而中成药"益母草膏"也是一个非常好的选择，可以活血化瘀，调经止痛。

民国著名医生张锡纯曾经用"三七粉"治疗一位女性的闭经，这个病例十分精彩：

天津有一位女性，没有怀孕，却六个月没来月经，没有到闭经的年纪就闭经了，这令她特别焦虑。而且，她总觉得身体发热，胀闷得很难受。张锡纯被请来后，开了些活血通经的方子，但吃完以后只通了一点儿，效果不是很明显，而且还新发现了一个症状：小腹处有个硬块。

全家人都迷惑地看着张锡纯，这时张锡纯发现，这家人屋里有很多三七，就告诉他们把三七研磨成粉末，每天吃4—5钱，也就是12—15克，让患者分很多次冲服，每次吃一点儿。

这家人按照张锡纯的医嘱来吃，大约吃了6天，也就是吃了3两三七粉之后，患者的月经突然就来了，经水大下，量很足。这时候她再一摸小腹，硬块也没有了。

其实，三七在过去没有这么多用法，是张锡纯把三七的临床应用范围扩大了很多。从这以后，张锡纯但凡碰到肚子里有瘀血形成结块的，或者是女性生育过后恶露没有排干净、导致结块的，都会用三七慢慢来消。中医在活血化瘀方面有很多方法，但是在化解结块方面，"三七粉"犹如一支奇兵，往往功效独到。

12. 痰湿重的女人，舌苔满布，月经粘腻

还有一些女性，是由于身体内痰湿较重导致了月经不调，诊断标准是：

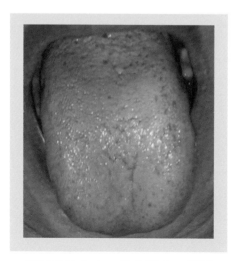

痰湿重的女人，舌苔满布，厚腻

（1）舌体胖大，舌边有齿痕，有气虚的表现，但最重要的是，舌苔满布，厚腻，上面唾液多。

（2）身体容易困倦。

（3）大便不成形。

（4）体型肥胖，肚腩大。

体内痰湿重的女性，月经周期延后，量少，色淡红，质黏腻如痰，带下量多，色白，质黏腻。这个延后和血虚的情况有些类似，但痰湿重的人，月经是质黏腻如痰的，同时伴有带下量多，色白，质黏腻。在分析的时候，大家也可以通过看舌苔的厚腻程度，来判断是否属于痰湿重。

调理的方法，是用"苍附导痰丸"加减来泡脚：

配方：法半夏 6 克、陈皮 6 克、茯苓 20 克、苍术 9 克、白术 19 克、胆南星 6 克、香附 12 克、枳壳 6 克、川芎 6 克、神曲 6 克。

用法：热水泡脚，每天一服，每天泡两次，一次二十分钟。

这个方子具有祛湿化痰的作用，对于痰湿重的女性非常适合，只要消除了身体内的痰湿，月经自然畅通无阻。

13. 湿热为患的女人，舌苔黄腻，月经秽臭

湿热的情况在女性中也比较多见，往往体内先是有湿热，又遭遇外邪感染（比如个人卫生不太注意，导致了一些感染），导致了月经不调。这样的女性，月经周期通常提前，这也是因为热迫血行，但是也有先后无定期的。月经周期往往延长，经色暗红，量或多或少，质黏腻，最重要的，很可能伴有臭秽，时常外阴部会有黄白色的分泌物。平时带下量多，色黄白，甚至有血丝，小腹疼痛，小便黄短，大便不成形，舌质红，苔黄腻，脉濡数。

对于这种情况，可以根据症状的轻重，就近请中医开方调理，如果选用成药，则推荐"妇科千金片""金鸡胶囊""花红片"等，或者配合中成药"四妙丸"，就能实现有效调理。

如果是湿热为患，热偏重，湿气无法掩盖热象，热症明显，可以用"灯芯竹叶汤"。

配方：淡竹叶3克、灯芯草3克。

用法：泡水，代茶饮，每天一服，3至5天即可。

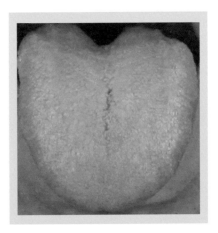

湿热为患的女人，舌苔黄腻

　　这是清朝宫廷里，御医给后宫嫔妃们开的，效果不错。

　　总之，女性月经不调，是身体内部失调的外在表现。每一位女性都是独特的，必须了解自己，分析自己，建议大家把自己的症状写出来，和前面的内容仔细对照，找到月经不调的原因所在。如果几种原因都有，重叠在了一起，一般调理的要点是：先扶正气，再祛邪，或者两者同时进行。只要方向对了，在您把内部调整好之后，月经自然就会恢复正常。

14. 更年期是女人的一道坎，也是男人的一堵墙

　　女性到了 50 岁左右，都会面临一道坎：更年期。

　　更年期，是指卵巢功能逐渐由盛及衰，直至完全消失的过渡时

期，包括绝经前后的一段时间。一般女性会在 53 岁左右时绝经。

过早进入更年期，会导致卵巢提前衰退、萎缩，加速女性衰老的步伐，所以，对即将进入更年期，或者已经进入更年期的女性来说，养生尤其重要。调理好了，可以延缓卵巢的衰退，推迟绝经的时间，保持健康和美丽。

很多女性患有更年期综合征，苦不堪言。

一位名叫"天天喜洋洋"的网友留言说："目前，很多女同胞正饱受更年期的困扰，恳请罗博士讲讲更年期综合征的调理，万分感激。"

还有一位女孩在留言中说："罗博士，您能帮帮我妈吗？她进入更年期后，烦躁不安，每天晚上都失眠，有时吃好几颗艾司唑仑，也不管用。"

其实，更年期受苦的不仅是女性自己，还有她们的家人。一次，一位比我年长几岁的朋友说："更年期是女人的一道坎，更是男人的一堵墙。"

我问："何出此言呢？"

他说，过去他妻子性格很好，温柔体贴，可是一到更年期，就像变了一个人似的，喜怒无常，动不动就发脾气，每次和她说话时，就像撞上一堵墙，一言不合，不是大吵大闹，就是抱怨委屈、伤心，感觉没人理解她，甚至说活着没什么意思。

怪不得，曾有女儿这样描述有更年期综合征的母亲："我家猫看见我妈都要绕墙根走。"

更年期综合征有如下症状：

（1）月经紊乱。有的女性周期延长，2—3个月1次，有的周期缩短，每月行经2次，血色或淡或紫，或夹有血块，月经量或多或少。

（2）潮热出汗。这是更年期女性最常见的症状。没缘由的，会突然感到胸口袭来一股热气，并迅速冲向颈部、脸部和四肢；紧接着，胸闷，心跳加速，脸红，感觉整个身体都在膨胀，即使坐着不动，也会不知不觉出一身汗，全身湿透；也有少数女性感觉寒冷，脸上苍白。每次发作的时候，短则几秒，长则几分钟，有时一天发作几次，有时几天发作一次。

（3）胸闷、心慌、气短、眩晕、血压忽高忽低。这也是更年期最常见的症状。表现为胸前区不适，喉头发急，出现叹息样呼吸，有时也可出现心律不齐、心动过速或过缓。这些症状与情绪有关，与体力活动无关。有时与潮红出汗同时发生，到医院去检查，心电图显示无心肌缺血的改变，说明心脏没有问题，有人称之为"假性心绞痛"，服用硝酸甘油无效。

（4）失眠多梦。很多女性在更年期时，烦躁不安，很难入眠，最开始用安眠药还管用，但后来却渐渐没有效果了，只能加大剂量，对身体的伤害极大。

（5）心理改变。有的女性情绪不稳定，内心敏感，脾气急躁，喜怒无常，经常为一些小事而大吵大闹、争斗不休。有的女性容易紧张、激动，焦虑，无端惊恐。有的女性会感到孤独、空虚，疑神疑鬼，怀疑自己得了什么不治之症，终日忐忑不安，有濒死感。有的女性会陷入抑郁，情绪低落，表现冷漠。还有的女性无法集中注意力，记忆力减退，常常丢三落四，自暴自弃，陷入自责。

（6）阴道干涩，白带减少，乳房和外阴逐渐萎缩。性欲减退，性生活困难，外阴痒，常常出现阴道炎、尿道炎、尿频等。

（7）疲倦乏力，腰背和关节酸痛，抽筋，容易发生骨折，有骨质疏松的症状。

（8）身材走形，脸上蜡黄，皮肤松松垮垮，面、颈、手布满皱纹，尤其是嘴角附近和两眼外角皱纹更明显，眼睑下垂，毛孔粗大，脸部色斑不断加深，肌肤暗淡无光泽等。有些女性皮肤干燥瘙痒，感觉就像有很多蚂蚁在上面爬一样。

（9）身体经常有刺痛和麻木的感觉，头晕耳鸣，精神不振，还有脱发的情况。

（10）有些女性有便秘的现象，好几天都不排便。

（11）还有女性会出现食欲不振、消化不良、口味异常、挑食厌食等症状。

　　如果女性过去不注重养生，过度减肥，或者长期穿得很少，手脚冰凉，胞宫受寒，或者经常做人流，持续吃避孕药等，都会导致更年期综合征。现在90%以上的女性都会出现不同程度的更年期综合征，极大地影响了她们的身心健康，摧毁了她们美丽的容颜。

　　虽然更年期的调理比较复杂，但并不是没有方法的。我知道有些女性掌握了这些方法后，不仅缓解了症状，还成功推迟了绝经的时间，留住了健康和美丽。

15. 女人如何才能平稳度过更年期

　　之所以叫更年期综合征，是因为症状很多，全方面爆发出来，会让女性烦躁、焦虑，无所适从。不过，仔细分析，其实可以归纳为三个方面的问题：一是肝气郁结，二是正气不足，三是血虚血瘀。

　　清代名医叶天士说："女科病，多倍于男子，而胎产调经为主要。……从左而起，女人以肝为先天也。"这就是说，女性的身体问题比男性多，调理的方法要从肝入手，因为"女人以肝为先天。"而另一位清代名医江涵礅说得更具体："女子之症，审无外感内伤别症，唯有养血疏肝四字。"疏肝养血，既是女性平时养生的要领，也是缓解更年期综合征的关键。

　　女性绝经前后，肾气渐渐变得衰弱，不如从前，但这时如果正气内存，气血充足，卵巢退化的速度就会减慢。这就如同一高速行驶的列车，慢慢减速，坐在列车中的人感觉不到摇晃、颠簸和碰撞。相反，如果原本肝气郁结，气血不足，到了更年期，就如同高速行驶的列车急刹车，自然会在女性身体的内部引起剧烈的震荡和冲撞。

根据每位女性不同的情况，可以采取不同的方法进行调理。

大多数有更年期综合征的女性，都有肝气郁结的情况，所以，可以用"解郁汤"泡脚。不过，由于每个人的情况不同，可以根据自己的情况，就近请中医对"解郁汤"进行加减，如果辨证准确，在泡脚的同时，也可以口服，上下同时发力。

当然，既然是综合征，就不可能是单独一个问题，大多数女性的更年期综合征都是肝气郁结、正气不足和血虚血瘀这三方面缠绕在一起，调理时，要注意同时进行。

调理正气的方子很多，我推荐同仁堂的"乌鸡白凤丸"，成分是：

乌鸡（去毛爪肠）、人参、白芍、丹参、香附（醋制）、当归、牡蛎（煅）、鹿角、桑螵蛸、甘草、熟地黄、青蒿、天冬、黄芪、地黄、川芎、银柴胡、芡实（炒）、山药。

中成药说明书上，"乌鸡白凤丸"的作用是补气养血，调经止带，用于气血两亏引起的月经不调，行经腹痛，少腹冷痛，体弱乏力，腰酸腿软。但在我的经验中，"乌鸡白凤丸"的作用还不止这些，因为它是调理正气的，《黄帝内经》说："正气内存，邪不可干，邪之所凑，其气必虚。"这意味着，如果正气充足了，很多身体问题都会消失。比如，很多人有痛风的问题，西医认为痛风是嘌呤生物合成代谢增加，尿酸升高，尿酸盐结晶沉积在关节滑膜、滑囊、软骨及其他组织中，排不出去，引起的反复发作性炎性疾病。但为什么别人能排出去，痛风的人就排不出去呢？在中医看来，这就是因为正气不足。尿酸盐结晶，是一种身体垃圾，如果正气不足，就会滞留在身体的犄角旮旯中，如同管道中的水垢。怎么清除呢？可以加大水流量和水的压力，使劲冲刷，把这些尿酸结晶冲走，"乌鸡白凤丸"调理正气，就相当于加大了水流量和压力，所以能治疗痛风。同样的道理，更年期综合征的女性服用"乌鸡白凤丸"之后，正气增加了，气血充盈了，就能明显阻止卵巢退化的速度，平稳度过更年期。

我推荐的另一个方子是"定坤丹"，成分是：

> 红参、鹿茸、西红花、三七、白芍、熟地黄、当归、白术、枸杞子、黄芩、香附、茺蔚子、川芎、鹿角霜、阿胶、延胡索、鸡血藤膏、红花、益母草、五灵脂、茯苓、柴胡、乌药、砂仁、杜仲、干姜、细辛、川牛膝、肉桂、炙甘草。

作用是滋补气血，调经舒郁，用于月经不调，贫血衰弱，血晕血脱，骨蒸潮热等。

"坤"是指女性，"定坤"的意思，是让女性安定。在调理更年期综合征时，"定坤丹"的确能让女性不再潮热出汗，不再失眠多梦，不再胸闷气短，不再脾气暴躁，变得安静平和起来。

罗博士特别叮嘱："乌鸡白凤丸"和"定坤丹"，要在医生指导下服用。

我们可以看出，"乌鸡白凤丸"和"定坤丹"都是调理正气的，但同时也是补血的，气血双补。

如果确认自己的更年期偏重血虚，也可以服用"玉灵膏"；如果有瘀血，还需要用"桃红四物汤"和"三七粉"活血化瘀。

北京有一位女士，进入更年期后，身体非常难受，连续几天几夜不能入睡，只能靠大剂量的安眠药才能勉强入睡。她还有便秘，经常数天、甚至一两个星期不排便。她给我发来舌图，舌形是尖尖的，舌尖很红，这是肝气郁结的表现；另外，她的舌质红，这是阴虚的指征，前面说过，阴虚也会导致便秘。针对她的情况，我一方面让她用"解郁汤"泡脚，同时口服。由于她在电话中说，她去医院体检，尿酸偏高，手关节有疼痛的症状，女性尿酸高的并不多见，可见她确实还是虚弱的。所以，我建议她服用"乌鸡白凤丸"。仅仅一个星期后，她的大便就正常了，手关节也不疼痛了，一个月后，她竟然告别依赖了半年的安眠药。从调理开始，已经三个月了，每个月她的月经都按时到来，她兴奋地说，月经比年轻时还要准时、顺畅。过去，她总感觉身体容易疲倦，干一点事情，就累得不行，现在却精力充沛。尤其令她感到惊喜的是，她一直渴望保持好身材，但体重总是超标，现在体重也降到了标准体重，这也是因为她正气足了，气血充沛，将身体中多余的脂肪代谢出去了。

16. 更年期综合征不是女性一个人的事，
　　还需要丈夫护航

更年期的女性心烦、潮热、情绪不稳定，很容易感到孤独、焦虑、抑郁……这些都是很正常的现象，需要勇敢地面对。但是，指望女性一个人走过更年期，独自承受这样的身心痛苦，是不公平的，因为她们在怀孕、生产和抚育孩子的过程中，已经付出了太多，在这个特殊时期，更需要家人，特别是丈夫的理解、陪伴和帮助。

更年期女性脾气不好，常常冲丈夫乱发脾气，丈夫不应该回避和逃开，而应该努力承受她们的怒火，因为丈夫的逃避会火上浇油，加深她们的孤独、抑郁和愤怒。男人应该敞开心胸，不管妻子性情如何古怪，如何不可理喻，都要接纳她们，您的接纳不仅能慢慢让她们变得安静下来，还能扩展您的胸怀，提升您的人格。其实，更年期正是考验爱的时候，也是考验一个男人胸襟的时候。一位朋友对我说："一个没有经历过妻子更年期的男人，不算真正的成熟。"

当然，丈夫和儿女的理解和陪伴至关重要，但最终要度过人生的这个阶段，还需要靠自己。女性可以采取这样几个方法来调理。

第一，多出去走走，尤其是到青山绿水的环境中。

成都有一位女性，进入更年期后，月经紊乱，烦躁不安，经常失眠，西医给她用了黄体酮，没有太大效果，也吃过很多帮助睡眠的药物，最初有效，后来效果就不是太好了，很是煎熬。后来，朋友劝她去山里住一住，她便去了青城后山。不知道怎么回事，一到了山清水秀的环境中，呼吸着清新的空气，看见满眼的绿色，她的心情顿时就好了起来，住了半个多月，更年期症状得到了极大的改善，睡眠好了，心情也不再烦躁了。

中医有一种说法，叫绿色调肝，青色养肝，清水润肝。现在，我们每天都生活在钢筋水泥的城市中，到处都是灰色的，无法吸收到天地间的精华之气，很容易导致肝气郁结。所以，疏肝理气除了用药物之外，还可以出去旅行，到大海边去，到草原中去，到森林中去，到大自然中去，坐在清澈的小溪边，望着悠悠的白云，这种方法有时比药物还管用。

第二，可以练习瑜伽。

很多女性，通过瑜伽练习，缓解了自己的更年期综合征。"瑜伽"这两个字，最原始的含义是"结合"，意思是身体和心灵的结合。在追求物质生活的今天，很多时候，我们的身体与心灵是分裂的，并没有达到统一，这也是很多女性肝气郁结最重要的原因之一，而练习瑜伽最重要的作用，是能够让您把所有的注意力集中在此时此刻的每一个动作上。您在关注自己的身体动作时，心停留在身体上，不悔过去，不畏将来，活在当下，让身体与心灵获得了统一。

身体中的"正气"与思想中的"正念"紧密相连，瑜伽表面上看是在做一些身体动作，实质上是在培养人的"正念"。很多女性对我说，她们做完瑜伽之后，身体和心灵都会感到无比的轻松，什么烦恼都没有了，就是因为"正念"补充了"正气"，让气血变得通畅起来。

第三，阅读一些滋养心灵的书。

央视有位很有成就的女性，更年期时，长期失眠，无比困扰，最后通过阅读一些心灵类书籍，不仅彻底消除了更年期综合征，还治好了自己的抑郁症。

养生先养心，绝不是一句空话，其实，很多身体疾病都是心理问题导致的。必须让身心灵达到统一，才能获得长久的健康。

总之，调理女性的更年期综合征，需要综合进行，不仅要疏肝、养血，还要养心。

第**6**章

滋阴要准，
养血要稳

1. 怀孕几个月就流产，为什么？如何调理？

孕育生命是件让人喜悦的事，但一些女性却总是在怀孕两三个月时流产，接连遭受打击，这是为什么呢？这类情况，基本是因为脾肾不足，气血不充。尤其是脾气不足，会使得身体无力固摄，胎儿稍微长大些时，便会导致流产。

明代张景岳在《景岳全书》里说，凡是调理流产的患者，必须要从养胎的根本脾肾上入手，如果不预先滋补脾肾，恐怕就来不及了。与此同时，胎孕不固，无非是气血损伤导致的。因为气虚则提摄不固，血虚则灌溉不周，所以容易导致小产。

调理时，可以用下面几味中药，各自等份，研磨成粉末，装入胶囊，每天温水冲服两次，每次 3 克：

> 配方：紫河车、怀山药、生黄芪、制首乌、太子参、白术、甘草。

这个方子，是我在拜读上海已故著名中医大师颜德馨先生的书时，看到颜老用此方治疗儿童的肾病综合征，于是深受启发。他原来的方子里面没有白术，我有时会酌情添加进去，在治疗女性孕早期流产方面，效果明显。

最早用这个方子调理的，是我妹妹。当年她在澳洲生活，怀孕到三个月时，就流产了。澳洲医生认为这是正常现象，是身体识别出胎儿有问题，于是自动排除了，不用治疗，只需要等待再怀孕。结果我妹妹等了很久，也没能再怀孕，后来她就回国了。

回国后妹妹患了肾炎，在我的治疗下，两个月实现痊愈。此时，我认为到了给她扶助正气的时候了，于是用了上面那个方子，结果她很快就怀孕了，还顺利生下了女儿，现在孩子已经上小学四年级了，非常聪明可爱。

从那以后，这个方子我越用越顺手。有位摄影师，在为我拍完照后问我，他和妻子一直怀不上孩子，应该吃点什么药？因为他妻子有过孕早期流产的经历，我就推荐了这个方子，没多久他们就如愿以偿了。用这个方子荣升父母的朋友，这些年数下来，可以列出一张很长的名单。

这个方子里面，最核心的药物是紫河车，也就是我们熟悉的胎盘，此药有补肾益精、益气养血的功效。很多人认为，胎盘属于人类器官，不应该入药。但我觉得，产妇分娩后，胎盘属于被遗弃状态，这与普通的人体器官性质完全不同，更像是剪除的指甲、剪掉的头发，都不属于人体的一部分了，而且胎盘是自然遗弃，不存在伦理问题。现在法律规定：胎盘属于产妇个人，由个人处置。而且，相关文件也确实是禁止胎盘买卖的，但在一些规模较大的中药店里，还是能找到紫河车这味药的。

我们当然要尊重法规，不进行胎盘的买卖，但如果恰巧您的亲朋里有产妇，在征得她们的同意、并获赠了胎盘后，可以按照下面方法炮制：

首先，把胎盘用清水洗干净。

然后烧水，放入一小把花椒，再放入胎盘，开锅后三分钟关火，捞出胎盘，切成条，放入盘子中。

放入两调羹黄酒，上锅隔水蒸，开锅半个小时，取出胎盘，烘干。

然后研成粉末即可。

在北方的冬天，烘干可以在暖气上进行，而在其他地方，可以放在瓦片上，然后用火焙干。

做完以上步骤后，您称一下胎盘的重量，以它为标准，以同重量准备其他的药物，全都研成粉末即可。

我的经验是：一般服用两个胎盘左右的药量，即可解决流产问题。

这个方子因为胎盘的原因，我之前没有介绍，但是，看到有那么多女性因为身体虚弱，而一次次经历流产之苦，她们身心备受煎熬，我也十分心痛。所以现在介绍给大家，希望能有所了解。

其实，紫河车是一味非常好的中药，药效独特，已故著名中医李可先生，他的一些扶正的方子里，就常用到紫河车。另外，对于此病，清代的吴鞠通还专门为这类妇女创立了一个方子，叫专翕（xī）大生膏，尤其适合孕早期就流产的妇女。

2. 女性产后应该如何保养

与一位年轻妈妈聊天，她之前是学音乐的，再难的乐谱也能过目不忘，可是生了孩子后，发现连很简单的乐谱也记不住了，她问我，这是不是民间说的"一孕傻三年"？

很多女性对此都有同感，明明生了个孩子，却弄得脑子大不如前，记性变差了，反应也迟钝了。生孩子真的会影响智商吗？这里面到底有着怎样的原理？

在询问了一些女性后，我发现，与其说她们是"孕傻"，倒不如说是"产傻"，因为怀孕期间，她们的认知能力并没有多少变化，但产后的变化却非常明显。

生产后，很多女性感到自己像是退化了，判断力下降，事情转眼就忘，整天还头昏脑涨，注意力也不容易集中。追根溯源，是因为产后没有得到很好的保养，没有将身体中的瘀血排干净，或者没有滋补好身体，导致了血虚。

身体中有瘀血的女性，首要表现就是记忆力下降。同时会出现口干咽干，冬天手脚冰凉，脸上会有黑斑，皮肤干燥，有些人身体还会局部疼痛，且疼痛白天轻、晚上重。生产过程本身就很容易出现瘀血，再加上很多人都是剖宫产，创面如果愈合不佳，也会产生瘀血。这正是女性产后身体容易虚弱的重要原因。

那么，女性产后应该如何排除瘀血呢？

古代女性在坐月子的时候，往往会服用活血化瘀的食物，这有助于产后恶露的排出。后世则服用"生化汤"，对瘀血和恶露的化除很有好处。"生化汤"的方子如下。

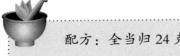

配方：全当归24克，川芎9克，桃仁（去皮尖，研）6克，干姜（炮黑）、炙甘草各2克。

用法：熬水饮用，熬的时候，可以放入一两调羹的黄酒一起熬。

此方具有养血祛瘀，温经止痛之功效。主治血虚寒凝，瘀血阻滞证。产后恶露不行，小腹冷痛。临床常用于治疗产后子宫复旧不良，产后宫缩疼痛，胎盘残留等属产后血虚寒凝，瘀血内阻者。

这个方子中，当归养血补血，川芎行血活血，桃仁破血化瘀，烤老姜帮助发汗、驱寒气、健胃，炙甘草补脾和胃，整个方子的目的就是养血、活血、补血、祛恶露。

现在有生化颗粒，服用更加方便，有此类问题的妇女可以选取使用。

一些地方还会通过龙眼肉炖米酒等方式，借用酒的流通之性，来帮助身体化瘀。活血化瘀，是产后女性应该重点记住的调理方向。因为有瘀血，不仅会影响产妇的身体，还会影响乳汁的生成和质量，对婴儿造成影响。所以，哺乳阶段，有瘀血也是可以调理的，只是不要过度用药。

另外一个产后问题，就是血虚。女性在生产中容易失血，而现代女性通常缺乏锻炼，体质娇弱，失血带来的影响就会更大。血虚最大的表现，也是记忆力不好、失眠，同时稍微劳累就头晕、心悸，在冬天的时候，也会手脚冰冷、脸色苍白、怕风怕冷，蹲下片刻站起后，就会眼前发黑。

我诊治女性患者，如果对方是在生孩子以后才出现的记忆力不好和失眠，我基本都会从血虚的角度去搜集线索，这是经验。而且最终证明，情况确实如此。如果诊断为血虚，可以服用"当归养血鸡汤"。

配方：当归6克、川芎3克、枸杞子6克、鸡一只。

用法：先将鸡肉用热水余一下，撇去血沫，然后将药物与鸡肉放在同一个锅中，放入清水再煲汤。

　　此汤养血效果很好，女性经常服用，可以改善血虚的情况。

　　从中医的角度来看，产后瘀血和产后血虚，都是常见问题，而且症状表现都是记忆力不好，这与大家对"孕傻"的表述是一致的。只是大家不会从中医的角度来解释这个问题，只限于知道几句民间俗语，现在我们细致分析下来，相信大家会了解其中的原理。

　　多说一句，我认为"孕傻"这种说法很不公平，有歧视女性的嫌疑。因为这分明是她们努力生育孩子时，身体受到了损伤，如果女性们明白了其中道理，就不会任凭自己再"傻"下去，可以通过活血化瘀和补血的方法，恢复以往状态。

3. 女性为什么会偏头痛、长针眼？该如何治疗？

　　每到春天，向我咨询下列问题的女性就会猛增：咽喉肿痛、牙齿疼痛、口腔溃疡、眼睛红肿、耳鸣、耳部肿痛、三叉神经痛和偏头痛等。这些都是虚火上炎的表现，原因是肾精肾阴不足。

　　肾精是我们人体的本源物质，是所藏先天之精和后天之精的总称。春天属木，对应肝；冬天属水，对应肾。冬季进补，补的就是肾精，这些补进去的肾精，就像冬天的雨雪，在地下积攒了充足的水分，到了春天，肝木才会升发、舒展，勃勃生机。相反，如果冬天肾精肾阴不足，则春天肝木无水涵养，就会木摇风动，虚火上炎。

有位朋友向我发出过紧急求助，说家中的一位中年女性亲属，左边头痛非常严重，连耳朵都一跳一跳地疼，有时头皮都是麻的。她以前也有过这类情况，但今年尤其厉害，她去医院做了脑彩超，医生说除了有些脑供血不足外，没有任何其他问题。我让她拍了舌图，发现舌质稍微有些红，准确地说是暗红，并不是正常舌象的那种鲜艳的淡红，舌苔也比较薄。我判断她是肾精不足，且偏向于肾阴亏虚，才会导致虚火上浮，出现诸如头痛、牙痛和三叉神经痛等问题。针对此症，我建议她服用"引火汤"：

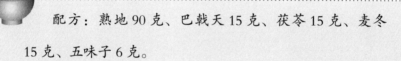

配方：熟地90克、巴戟天15克、茯苓15克、麦冬15克、五味子6克。

用法：熬水，口服。

没几天，朋友反馈说："你给她治偏头痛的药方真神了！几服下去就不痛了，中医真是厉害！"

在中医看来，健康的身体必须阴阳平衡，如果肾精不足，阴少了，阳就会多，多余的阳气就变成了虚火。虚火上浮，很容易出现偏头痛。这时绝对不能清火，只要把肾精肾阴补足，虚火自己就收敛回去了

还有一位女士，先是鼻咽部肿痛，两天后开始咳嗽，后来整个

头部都肿胀了起来，她一直使用清热解毒的中药和红霉素，毫无效果，发病十天后实在熬不住了，找我来咨询。从她发来的舌图上，我看出是肾精不足，就开了"引火汤"。服药的第二天，她就在微信中告诉我："罗博士，昨天中午吃了药后，鼻咽肿痛减轻了很多，早上起床后，除了感觉咽喉有点儿黏痰和轻微干咳外，其他都已很好。"

这位女士的问题是上焦火症，是虚火，需要填补肾精，将虚火引下来。在"引火汤"中，最核心的药物，就是熟地。学习中医这么多年，我的心得是：在补肾精的药物中，熟地是当之无愧的老大，其他的药物只能配合它。比如，在滋补肝肾之阴的"六味地黄丸"中，君药就是熟地；而在温补肾阳的"金匮肾气丸"中，君药也是熟地，分量都比较重。

有些女性容易患上麦粒肿，俗称针眼，并不是因为火大，而是因为肾精肾阴不足，这时清热解毒不管用，可以用"引火汤"来调理。有位女士经常出现针眼，眼睛红肿，下眼睑肿大的部位甚至出现脓点。她尝试了各种方法，诸如用消炎药滴眼睛，口服中药清热解毒，耳尖点刺放血，手指中指用红绳勒紧等，毫无效果。于是，只好去医院西医眼科。医生说，必须手术。这个说法把患者吓坏了，与家属考虑半天，也没有其他办法，于是就手术。其实所谓"手术"，最后证明就是刺破患处排脓，然后上药。结果，当时看似好转，第二天，患处再次出现"白点"，里面又是和之前一样了。最后，她找到我，我最初也觉得是春天火大，让她服用清热解毒之药，蒲公英用到了六十克，仍然无效。最后改用"引火汤"。结果，患者当晚服用，第二天起床，眼睛症状好转大半。再用两天，彻底痊愈。

现在伤精耗精的事很多，女性工作忙碌，杂事繁多，思虑过重，这些情况都会引起肾精的消耗。如果诊断自己有肾精亏虚的问题，可以用一个食疗方法，这也是广东人经常用的、粤菜馆里常见的靓汤——"生熟地煲龙骨"。这个汤能够滋肾阴降虚火，同时对阴虚津伤导致的便秘也有很好的疗效。做法如下：

（1）准备好用料：猪龙骨（就是猪脊骨）带肉的 500 克、熟地 30 克、生地 20 克、蜜枣 3 个、干龙眼 3 个（剥皮）、生姜五片、盐少许。

（2）先将生姜去皮，将切下的生姜皮和猪龙骨放在开水里面煮一下，捞出。生姜皮扔掉。

（3）将熟地和生地先煲半个小时，然后放入猪龙骨、生姜片、蜜枣一起煲，最好煲一个小时左右。

（4）在快要关火之前十分钟左右，放入龙眼肉。（也可以不放龙眼）

（5）放入少许盐，调味至自己喜欢的程度。

此汤特别适合肾精不足和肾阴不足的女性，尤其是在春天的时候，如果感觉自己燥热、心烦，或皮肤出现各种问题，一周可以煲此汤两次，对身体大有助益。

吃素的女性，可以单独用熟地煲汤，放点莲藕和山药，同样能起到很好的滋补作用。

罗博士特别叮嘱：对于那些阳虚、平时大便就不成形的人，此汤忌用。

4. 睡觉为什么会抽筋？该如何调理？

中医里面的精、血、津、液等，都属于"阴"，它们在身体内起到濡润、滋养的作用，其性质如同树木中的汁液，可以滋润树干、树枝和树叶。如果由于某种原因，造成了汁液匮乏，树木就会失去生机，干枯萎靡。对人来说也一样，如果这些"阴"的物质缺乏了，身体也会出现很多问题。比如：有的女性睡觉时会磨牙，有的人脸部会肌肉痉挛，有的人会腹部抽痛，有的人会在睡眠中抽筋，有的人腿部总是躁动不安，这叫不安腿综合征。这些问题的出现，多数都与肌肉经脉的失养有关，即失去了"阴"物质的濡润和滋养，就会出现这些"风动"的现象。

阴液不足如何调理？

这里介绍一个非常简便的方子，叫"芍药甘草汤"，出自医圣张仲景的《伤寒论》，药物只有两种，就是芍药和甘草：

配方：白芍 30 克，炙甘草 6 克。

用法：熬水饮用。

罗博士特别叮嘱：孕妇必须在医生指导下使用。

在这个方子里面，芍药酸寒，养血敛阴，柔肝止痛；甘草甘温，健脾益气，缓急止痛。二药相伍，酸甘化阴，调和肝脾，有柔筋止痛的效果。这个酸甘化阴的概念非常重要，意思是，普通的液体可以通过这样的方法，转化为身体的津液，治疗筋脉失濡、腿脚挛急、肝脾不和、脘腹疼痛等症。我的经验是：睡眠中抽筋的情况，一般三服药即可恢复。曾经有位阿姨腿部总会不自主地抖动，西医诊断为不安腿综合征，我用"芍药甘草汤"给她调理，一服见效，三服治愈。

需要提醒的是，使用这个方子后，有些人会出现小便增多的情况，这是正常现象，因为白芍有利小便的功能。如果是阴液亏虚导致的便秘，这个方子也能起到很好的通便作用。而对于因为情绪问题导致的腹部疼痛，"芍药甘草汤"也能发挥疏解作用。

5. 眼皮不停地跳，该如何解读？如何治疗？

对于眼皮跳，你大概也听到过"跳灾"与"跳财"的说法，这当然只是玩笑，事实上，无论哪个眼皮跳，都代表你的身体可能出现了问题。

有位女企业家告诉我，她的一个朋友得了一种怪病，就是左眼的下眼皮整天都会不停颤动，抽动着跳，连别人都能清晰地看到，希望我能帮忙想想办法。而根据患者本人的陈述，她为这事已经找了好多医生，都没治好。最近她又先后看了四个医生，结果给出了四种说法，她不知道该怎么办了。为此她在朋友圈上写道："从普通号辗转到著名专家门诊，最后无奈选择了中医，得出结论——医院和职场一样，不是所有高职称的人都有高技能。"

这种"眼皮不停跳"的病，究竟是什么呢？西医管这叫面肌痉挛。而中医诊断则要经过辨证：

我让她把舌头照片发过来，看了以后，判断是体内津液匮乏，筋脉失养。本来虚弱的身体，一旦面部遭受寒邪的侵袭，就会出现抽搐。所以，我建议她服用"葛根汤加味"调理：

配方：葛根 15 克、桂枝 9 克、白芍 9 克、炙甘草 6 克、蝉蜕 6 克、生姜 3 片、大枣 7 枚（掰开）。

用法：熬水，口服。

罗博士特别叮嘱：孕妇忌服。

结果，她服用了三服以后，来微信反馈："昨天和今天下午眼睛都没有抽搐的症状，但今天上午症状仍然明显。总体来说，改善了百分之三四十。"

于是，我把方子调整了一下：

配方：葛根 9 克、桂枝 9 克、白芍 30 克、蝉蜕 6 克、炙甘草 6 克、生姜 3 片、大枣 7 枚（掰开）。

用法：熬水，口服。

罗博士特别叮嘱：孕妇忌服。

很快，她的症状就消失了。

其实，她的问题主要是津液亏乏导致的，而我所开的方子就是滋补津液。很多人不明白到底什么是津液，中医讲的津液，是机体一切正常水液的总称，是构成人体和维持生命活动的基本物质之一。在津液中，所谓"津"，具有以下要素：质地较清稀，流动性较大，布散于体表皮肤、肌肉和孔窍，并能渗入血脉之内，起滋润作用；而"液"则是：质地较浓稠，流动性较小，灌注于骨节、脏腑、脑、髓等，起濡养作用。津液的作用有两个：

一是滋润濡养。津液是含有营养的液态物质，具有较强的滋润作用。当一个人体内的津液匮乏，就会使肌体缺乏濡养，从而出现肌肉抽搐、拘挛的情况。

二是充养血脉。津液与血液互相帮助，津液入脉，可以成为血液重要的组成部分。

很多人都会把津液和水湿弄混淆。我们摄入的水，得到利用的，变成了津液和血液，没被利用的，会通过尿液和汗液排出体外。但是，如果身体的正气不足，会无力把水变成血液和津液，也无力把多余的水排出体外，那么这些多余的水留在体内，就变成了水湿，影响体内气血津液的正常运行。

所以，一个人要是正气不足，转化功能出了问题，就会在津液不足的同时，出现水湿过剩。这个时候不仅要滋阴，还要去除水湿。

中医的酸甘化阴的方法，就是一个把水液有效转化为津液的办法。在前面的病例中，患者是因为津液不足，导致筋脉失养，同时感受外寒，引起了肌肉跳动。开始的时候，我用葛根的量大些，是为了扶正祛邪。

第二次减轻了葛根的量，是为了让白芍和炙甘草发挥作用，让白芍药性里面的酸和炙甘草的甘，形成酸甘化阴的状态，从而滋生津液，濡养筋脉，这样患者的病自然就痊愈了。

6. 年纪轻轻就闭经，还子宫下垂，该如何调理

我曾在给一位十八九岁的女孩子诊脉时，被她的胳膊吓了一跳，瘦得皮包骨一样，一点儿肌肉都没有，一搭脉，我更是心里一紧，问正在一旁的她父亲："她的气血怎么这么弱？"

她父亲很无奈："减肥减的。"

这个女孩子还在读大学，但因为减肥，导致了厌食，月经足有两年都不来了，也服用过很多活血通经的药物，没有任何改善。我告诉他们，不要再服用通经药了，因为无经可通。打个比方，河里已经没有水了，再挖河沟又有什么意义呢？

我见过很多正值妙龄的女孩子，刚 20 岁就闭经了，到医院检查，竟然还有子宫下垂或胃下垂等问题，身体差到让人难以置信。

女性是靠血来养的，血液一亏，百病丛生。而血液来自脾胃，很多女性为了减肥，一天只吃一根黄瓜，甚至只喝减肥茶。这真是自己跟自己过不去，会严重伤害脾胃；脾胃一虚，气血不足，月经就会减少甚至没有；接下来就是子宫下垂，卵巢萎缩，生殖系统退化，很可能再也无法生育。

针对这样的女性，由于她们已经没有了月经，用通经的方法是

行不通的，必须先补脾胃，把脾胃补足了，血液有了奔流不断的源泉，然后通经才能发挥效果。具体方法是服用"补中益气汤"：

配方：黄芪15克、人参（党参）15克、白术10克、炙甘草15克、当归10克、陈皮6克、升麻6克、柴胡12克；辅料：生姜9片、大枣6枚。

用法：熬水，口服。

"补中益气汤"，与之相关的中成药叫"补中益气丸"，主要治疗因疲劳和饮食不节而导致的脾肺气虚，中气下陷。什么是中气下陷？中医认为，人的胸中有"中气"，支持着人体的正常运转，人一旦营养不足，导致了气虚，中气就会向下走，这时女性常常会感觉有气无力，不爱说话，脸色苍白，头晕。本来食物进入胃肠后，在中气的固持下，是可以慢慢地走完消化过程的，可是现在中气不足，食物固持不住了，很快就被排了出去，表现出来就是腹泻，严重的还会导致子宫下垂和胃下垂等。

"补中益气汤"是金元时期的名医李东垣倾尽心血研究而成，方子里面的人参是一味大补元气的药，黄芪能补气固表。什么是固表呢？就是加强人体外边的防御系统，有的人总是冒虚汗，风一吹就感冒，就可以用生黄芪来固表。炙甘草和白术，则是补脾胃之气的。

然而，既然是要补气，方子里为什么还包括陈皮呢？原来，如果补气的药一下子用了，大量的气同时补入人体，人体是承受不了的，会出现气闷、胸闷、堵塞的感觉。这种情况下，微加上一点理气的陈皮，就不会出现这种问题了。

在补气的同时，还要照顾到血。中医认为阴阳是互生的，气血也是互生的，所以气虚的同时，血也一定是虚的。而一下子补进了这么多气，一定要考虑将它们引导转化为血，所以加上了当归，这样就可以让气血的转化正常了。

但是，做到这步还不够。虽然补了气，可是关键的中气下陷问题，又该怎么解决呢？正基于此，方子里用了升麻和柴胡，且用量非常谨慎，升麻是升阳明之气，柴胡是升少阳之气。您可别小看了这两味药，因为它们的药性是向上升的，加进去以后，起到带路的作用，整个药力真的就会往上走，而治疗脱肛、子宫下垂、胃下垂等问题时，真的可以让之有效归位，功能可谓强大。

对于这种减肥导致的闭经等问题，民国名医张锡纯的"资生汤"也是一个非常好的选择，"资生汤"的主要成分就是怀山药，也是从脾胃入手的思路。

配方：怀山药30克、玄参15克、于术9克、鸡内金(捣碎)6克、牛蒡子(炒，捣)9克。

用法：熬水，口服。

张锡纯，是民国时期的中医大师，很多年前，我在中国中医研究院聆听医史文献权威专家余瀛鳌老先生的讲话，余先生说：20世纪上半叶，中医界没有任何一个人的影响能和张锡纯相比，从那以后，中医再也没出现过有类似影响的人物。

曾经有人对现在的中医名家做过一项调查，让他们列出十个对他们影响最大的人物和书籍，结果70%的中医名家，都填写上了张锡纯这个名字，或者是他的书《医学衷中参西录》。

在"资生汤"这个方子里面，山药补脾，生肺津，玄参是清热的，生鸡内金除了消食之外，还可以活血化瘀。为什么用鸡内金而不用其他药呢？因为张锡纯认为一般活血化瘀的药，有可能太猛，生鸡内金化瘀的作用非常好，更重要的原因它还是血肉有情之品，不伤正气。所以，张锡纯在治疗妇科病的时候，要想化瘀，经常会用到生鸡内金。最后一味药是牛蒡子，是清除外邪，清咽利喉的，可以解毒。

"资生汤"治疗女性因脾胃虚弱导致的闭经，效果显著。

7. 脸色萎黄，有气无力，眼袋大，该如何滋补

做女人不易，需要整天劳心费神，操持家里家外，少有闲暇运动，很容易出现气血不足的情况。有次我和一位女企业家谈事情，见

面后她的样子让我很意外：面色萎黄，满脸都写着疲惫。不用把脉看舌，我一望就能知道她气血不足。她告诉我，她贫血，月经量大，自己一直吃补铁剂，血红蛋白是上去了，但其他症状一点没改善。

了解到情况后，我马上建议她服用"归脾丸"。

有人或许会疑惑：为什么血虚和贫血都要吃"归脾丸"呢？脾与血究竟有什么关系？

在中医五行里，脾属土，居中间，统水统血，也就是说，身体里的血液和水都是由脾来统帅的。如果脾虚，缺乏执行力，血液就会不服管理，跑出经脉，这叫"脾不统血"。很多女性月经失调，月经量大，或者崩漏，都和"脾不统血"有关。

还有一些女性睡觉时爱流口水，眼袋长期浮肿，这也是因为脾虚，导致体内水液运化不出去造成的。有位朋友的母亲小便失禁，总是不知不觉尿就出来了，非常尴尬。我去给她诊治，看到老太太的手都肿了，非常鼓胀，连手上的皱纹都撑没了；同时，她晚上睡眠不好，总是做梦，而且梦的内容稀奇古怪。我判断这是心脾两虚导致的，原因有三：

其一，心血不足，血不养心，所以梦就会特别多。

其二，脾虚不能运化水液，所以会水肿。

其三，脾气不足，不能固摄水液，所以会遗尿。

　　我建议用"归脾丸"调理，没过几天，老太太所有症状都消失了。

　　"归脾丸"的神奇之处就在于，它能加强脾土的管理能力，重整队伍，不再让血液和水像脱缰野马般肆意乱窜。

　　要真正了解"归脾丸"的神奇，先要明白女性为什么会陷入"脾不统血"的混乱局面。中医认为，心主血，脾统血，肝藏血；同时，心属火，脾属土，火生土。这就意味着，心火的活动会直接影响到脾土。如果操心的事太多，或者深更半夜还抱着手机不睡觉，心血就会大量消耗，伤害到脾土，然后殃及肝木。所以，在中医看来，血虚和贫血的问题，不能简单通过吃补铁剂来解决，必须同时调理心肝脾三脏，"归脾丸"就是根据这样的理念创立的，每个药店几乎都能买到，方子如下：

　　党参、白术(炒)、炙黄芪、炙甘草、茯苓、远志、酸枣仁(炒)、龙眼肉、当归、木香、大枣(去核)。

　　首先，它包含了"四君子汤"——党参、白术、茯苓和甘草，再加上黄芪，目的是补脾益气以生血，使气旺而血生。龙眼肉和当归在前面补气的基础上，能够更有效地养血。木香行气而舒脾，既可以杜绝因滋补而引起的滞腻，又可以帮助党参和黄芪补气。这个方子最令我佩服的地方，是用了远志和酸枣仁，这两味药是用来养心安神的，因为血虚是由思虑过度造成的，如果不能宁心，心神不断耗散，一味滋养也起不了作用。

"归脾丸"中的每味药，都像一位将领，各自身怀绝技，配合得天衣无缝，专门攻克女性脾不统血、气血双亏的问题。如何确认自己应该服用"归脾丸"呢？如果符合以下标准，就可以服用：

（1）舌边有齿痕，这是脾虚湿气重的重要指征。

（2）舌头颜色没有那么红，是淡淡的，这是气血双亏的指征。

（3）头晕目眩，肢倦乏力，盗汗虚热，稍微一累就心脏乱跳，上气不接下气，尤其是饭后，总觉得一点力气都没有，只想躺在沙发上休息，这是脾不统血的指征。

（4）食欲不振，吃过食物后，总是感觉肚子胀，不消化，这是脾虚的指征。

（5）失眠多梦，梦的内容都很奇怪。

（6）记忆力变差，经常忘事。

（7）面色肤色萎黄，这种黄是枯槁的黄色，感觉像被涂了一层颜料。

（8）各种脾虚导致的失血出血症。

很多时候，我给一波女性看病，看完之后她们都笑了："罗博士，您怎么开的全是'归脾丸'呀。"这种巧合并不奇怪，这恰恰说明，耗伤心神、气血两亏的女性实在是太多了。

还有一些女性，月经量很大，月经总是提前，颜色比较淡，经期比较长，还淋漓不尽，这种女性，我只要是见到她的舌质是淡的，舌边有齿痕，就会建议她服用"归脾丸"，屡试屡验。

舌质颜色淡，舌边有齿痕，同时月经量大，经期长，这是一种失血的表现，原因是气虚，无力固摄血液，导致失控而流失，即"脾不统血"。但如果舌质是红色的，则说明体内有火，这种热迫血行虽然也会导致月经提前，或者淋漓不尽，但吃"归脾丸"就不对症了。

还有一些老人，总是流口水，或者遗尿，还没有走到卫生间，小便自己就流出来了，这也多是气虚，无力固摄水液，导致的水液流失，此时如果发现老人的舌质淡白，舌边有齿痕，也可以适当服用"归脾丸"来调理。在服用的时候，如果能够切一片生姜，和三五个大枣一起熬水，用这个水来冲服，效果就会更好。

前面说过，"归脾丸"在药店中分两种。其中同仁堂的"人参归脾丸"比较适合冬季；夏季更适合服用普通的"归脾丸"，这种"归脾丸"用党参代替人参，不容易上火。

"归脾丸"与"补中益气丸"都有补气的功效，它们有什么区别呢？"补中益气丸"在补气的同时，会将气机向上提，用来恢复脾胃升清降浊的功能，主治脾胃气虚、中气下陷所导致的脏器下垂等症；而"归脾丸"是气血同治，在补脾补气的同时，多了养心养血的功能，治疗的是因思虑过度导致的心脾两伤之症。

清代名医叶天士在给虚损之人滋补的时候，经常会采取这样的方法：早上服"补中益气丸"，晚上服用"归脾丸"。因为早晨服用"补中益气丸"，可以将阳气向上提，而晚上服用"归脾丸"，则具有养血安神的作用。

8.气血两虚，脸色苍白，四肢不温，该如何滋补

我在海南参加过一次聚会，参会的朋友来自全国各地，有的甚至特意从美国、泰国等地赶来。见面后，很多朋友告诉我，他们运用中医思路，调理好了自己或周围人的身体，这让我十分欣慰。那次聚会还出现了有趣的一幕，每20个人分成一组，轮流看舌象，很多人由此收获良多。

其中有几位女性的舌质淡白，舌体胖大，舌边有齿痕，并说感觉身体很虚弱。这正是气血不足的舌象，舌质淡白，是受寒或者血虚的表现，而舌体胖大和舌边有齿痕，说明体内有水湿，也代表着气虚。拥有这样舌象的人，脉搏也是比较细弱的。

这些女性如何调理？对于虚损之人，滋补是关键。但滋补也需要根据身体的状况，选择不同的药物，除了"补中益气丸"和"归

脾丸"之外，还有一种药物可供选择，它就是"十全大补丸"。

中医是很有趣的，很多方子就像孩子手中的乐高积木，可以拼插出不同的组合，比如这个"十全大补丸"，就是由"四君子汤"和"四物汤"两个方子加味而成的，最早收录在宋朝的《太平惠民和剂局方》中。

"四君子汤"前面已经说过，分别由人参、白术、茯苓、炙甘草四味药组成，被称为补气的"祖方"。而"四物汤"，则由熟地、当归、芍药、川芎组成，其中熟地补肾精，滋生血液，当归养血活血，与芍药、川芎配合，养血活血的力量更强。这两个方子合起来，补气以生血，养血以载气，正是中国文化里的阴阳互生的体现。而这八味药组合起来，也有自己的名字，叫"八珍丸"，再加上黄芪和肉桂，就成了"十全大补丸"，如果虚损的患者服用，能够起到非常好的滋补作用。

　　　　罗博士特别叮嘱：孕妇请在医生指导下服用。

有的时候，我到某个单位去时，会被全单位的人团团围住，询问自己的身体状况。一圈舌象看下来，我发现身体虚损的人很多，尤其是女性。她们工作和生活很劳累，消耗太大，又缺乏锻炼，往往气血两亏。我平时是很反对胡乱进补的，但是，这些身体虚损的女性如果不及时滋补，身体会出现更多问题，生活质量也会直线下降。所以，对于这些女性而言，进补起来要毫不犹豫，一旦补药对症，会看到她们身上发生明显的变化。

但只要是药，就必然有人适合，有人不适合，有哪些人不适合用"十全大补丸"进补呢？判断时，女性要注意自己的舌象：

（1）如果是黄腻厚腻的舌苔，而非薄白满布，需要先清理湿热，不能用此方。

（2）舌质鲜红，而非淡白，代表有热，而此方偏温，不能用此方。

（3）平时吃得太好，体内痰湿蓄积的女性，不能用此方。

（4）舌形是尖的，而非胖大、有齿痕，代表极有可能肝气郁结，甚至有肝火，要考虑疏肝理气为先，不能用此方。

（5）即使舌象是胖大的，舌质是淡白舌，也有齿痕，还要有下列症状才能进补：面色苍白，气短心悸，头晕自汗，体倦乏力，四肢不温，月经量多或者量很少。

如果符合进补条件的，可以坚持服用此方。

在粉丝反馈中，一位名叫木西的女性说，她舅妈脸上浮肿，腿无力，总感觉整个人毫无精神，舌有齿痕，舌体胖大，舌质几乎无血，可去医院检查各项指标都是正常的。最后抱着试一试的心态，吃了"十全大补丸"，大概一周后，她舅妈便惊喜地告诉她，脸上消肿了，腿不再无力，整个人精气神都好了起来，至今没有再出现之前的不适症状。

有的女性会问：如果进补之后上火了，怎么办？

这种情况确实是存在的，但上火的原因，并不是身体不需要进补，而是脾胃太弱，无力承受这种滋补，这在中医里叫"虚不受补"。此时，可以暂停进补，服用一两次中成药"保和丸"，增加脾胃的运化功能，然后再接着进补。

还有一个方法，就是用一颗砂仁，打破后拿出里面的籽，在嘴里慢慢地、细细地嚼，然后再用水冲服"十全大补丸"。砂仁有行气的作用，可以打开脾胃的通道，增强药物吸收。

最后提醒一下，当身体逐渐恢复正常，舌质呈现红润的时候，就不要再服用此方了。而是可以去解决新暴露出来的问题。一般情况下，身体气血不足，我们能看到的症状不少，但被掩盖起来的问题也很多，比如瘀血。很多女性气血不足时，感受不到瘀血的存在，而气血充足之后，有瘀阻的地方才会开始疼痛，这是好事，提醒我们瘀血的存在。此时活血化瘀，会比之前更见效。

总之，只有气血充足了，才能彻底解决身体的问题，实现真正的健康。

9. 总是心神不宁，应该如何调理

很多女性都有以下症状：

（1）心神不宁，入睡困难。

（2）稍微一劳累，就会心慌，心脏狂跳，到医院检查往往是早搏。

（3）脸色惨白，没有血色，也缺乏光彩，手指甲和眼睑也都没有光泽。

（4）舌头颜色淡白。

（5）怕冷畏寒。

以上这些症状，都是心血不足的表现，调理时可以用阿胶。阿胶的作用不仅在于补肺阴，还可以滋养心肝之血，张仲景著名的治心方"炙甘草汤"中，就有阿胶。

阿胶有效，但吃阿胶也是有讲究的。方法不当，就容易上火、淤塞，正确的服用方法如下：

（1）由于新买的阿胶容易上火，所以吃之前要把包装打开，放几天，除一除火气。

（2）等火气除干净了之后，把它捣碎，放到一个大碗里，倒半瓶绍兴黄酒，上锅蒸，千万别用料酒，因为料酒里面有花椒大料。

（3）蒸的时候，如果您发现容器里的阿胶不断翻滚，出现泡沫，证明它正慢慢融化，用筷子搅一搅，看有没有硬块，有的话接着蒸，没有的话就证明蒸好了。

（4）拿出来放凉，用保鲜膜覆盖，放进冰箱里冷藏，一冷藏就会变成像果冻、皮冻一样。

（5）每天一调羹，用开水冲泡服用，这时酒精虽然已经挥发，但酒的通行之气还在，所以吃了不会滞腻，可以有效滋补心血。

南方有位老人，从四十几岁开始吃黄酒蒸阿胶，结果到九十岁，还是一头乌黑的长发，走在大街上引来众人围观，观者无比叹服，这就是吃黄酒蒸阿胶的好处。中医认为发为血之余，血养足了，头发自然就会好。

阿胶与龙眼，在功能上有何区别呢？龙眼补脾养心，对于脾胃虚弱，或者思虑过度、疲劳引起的血亏，效果非常好；阿胶侧重于补心补肺，对于肺阴虚、心血不足引起的各种血虚症状，效果很显著。

阿胶具有养阴润燥的作用，特别适合养心血。有位老人来找我诊病，他每天忧心忡忡，总觉得自己有病，已经到了不敢睡觉的程度，生怕一觉不醒。儿女陪他去了无数次医院，并没有什么大问题，但这却让他更担心，认定自己得了医院都查不出的重病。有人说这是心理疾病，但在中医看来，这是心血不足、正气不足导致的，调理的方法是补心血，扶正气。

我让老人吃了三天"朱砂安神丸"，先重镇一下心神，然后便用阿胶慢慢调理，一点点补心血，养正气。没多久，老人晚上就能安稳入睡，最后所有症状都消失了。

有些女性说，她们一吃阿胶就上火，问我怎么办。我推荐她们先吃三天"保和丸"或者"大山楂丸"，把脾胃里的积滞和痰湿清除掉，只要这些东西存在，不仅阿胶，任何补药也难以见效。

10. 这个救命的药，您必须了解

我认识的一对老夫妻，让我一直感慨颇多。

妻子是个热爱生活、性格开朗的人，老两口相依相伴，十分幸福。谁知一场意外打碎了平静的生活，妻子在过春节的时候因为劳累过度，突然中风，瘫痪在床，生活都难以自理，现在只能靠丈夫日夜照料，可这对一位老人而言，实在太过辛苦。

为别人看过那么多年的病，我太知道，家里如果有一位脑中风患者，整个家庭都会不堪重负。我当时不无遗憾地想，如果他们家里能预先准备一丸"安宫牛黄丸"，情况可能就大不相同了。

"安宫牛黄丸"到底是什么样的药？是不是真如外界传说得那么神秘？哪些人需要家中常备一丸呢？

"安宫牛黄丸"是清代名医吴鞠通创立的。"宫"是指心包，中医认为，心为君主之官，心包为心之包膜，是心之宫城。当心脏受到温毒热邪侵犯时，心包起保护作用，代其受邪，而邪入心包时，会出现神昏谵语等神志症状。"安宫牛黄丸"可以清热、镇惊、安神，这也是"安宫"二字的由来；又因为以牛黄为主药，故名"安宫牛黄丸"。

在这个神奇的方子里，牛黄清热解毒，豁痰开窍，熄风止痉；麝香芳香，通达经络，开窍醒神，这两味药共为主药；犀角咸寒，清营凉血，安神定惊（现在用水牛角替代）；辅以黄芩、黄连、栀子苦寒泄降，泻火解毒；雄黄解毒豁痰；冰片、郁金通窍醒神，化痰开郁；朱砂、珍珠清心镇静安神，熄风止痉定惊，共为佐使药。

除此之外，在地道的"安宫牛黄丸"中，药丸的外面还会有层金箔，有人可能会问：这金箔能吃吗？

当然能吃，而且服用的时候，必须是随着药丸吃，因为金在中医里面有镇惊安神的作用，取其重镇之意。

我在查阅资料时看到，建国之初，国家经济还没有现在那么强大，黄金属于非常稀有的物质，同仁堂制作该药需要特批黄金。当时有人提出异议，周恩来总理问同仁堂：这个"安宫牛黄丸"，是否必须使用黄金？

同仁堂的回答是：黄金也是一味中药，按照制药的规矩，是必须使用的。于是，周总理就特批了同仁堂使用黄金。

如此经典的"安宫牛黄丸"，到底能治疗哪些疾病呢？

在《温病条辨》里面，这个方子，是用来治疗外感温热之邪所导致的热传心包之证。而现代临床中，除了用于急性传染及感染性疾病所致高热昏迷之外，也应用于内科的脑中风（热闭神昏）、高血压危象、脑外伤、各种病因引起的昏迷及其他脑血管疾患、颅脑损伤者、肝昏迷及肺性脑病等，效果非常明显。比如1996年底，越南前国家主席黎德英在家洗澡时突发脑溢血（蛛网膜下腔出血），虽经河内医院抢救，病情有了缓解，但依然嗜睡，四肢瘫痪月余。在越方的请求下，我国派出了医疗队，在治疗方案中，就包括服用"安宫牛黄丸"。治疗10天后，黎德英的病情竟奇迹般好转：大部分出血已经被吸收了，肢体可以活动，双手可抬到头部，左腿可抬至膝部，并能开始说话。最终，黎德英的语言能力恢复如常，上肢功能良好，能自行站起。

所以，直到今天，安宫牛黄丸在越南还享有很高的声誉，据说不少越南代表团访华后，都要带走一两丸。

在这些病征里面，最重要的辨证要点是，患者一定是高热烦躁，神昏谵语，口渴唇燥，舌红或绛，脉数。这些都是热症的表现，此时用"安宫牛黄丸"是对症的。

而一旦出现寒闭，或者是中风脱证时，则不能使用此方。

所谓寒闭的中风症状是：体温正常或者更低，脸色发青，嘴唇黑紫，舌苔白而腻，四肢厥冷。

而中风脱证的神昏患者症状是：患者眼微睁，嘴微张，手撒开，气息呼多吸少，身上出很多黏汗。

哪些人需要家中常备一丸"安宫牛黄丸"呢？

答案是：那些有高血压病史和其他心脑血管疾病的人。因为心脑血管疾病的发作常常是在夜间，发作时有"安宫牛黄丸"在身边，越早服用，患者恢复越快，可以减轻后遗症，降低死亡率，为抢救赢得宝贵时间。

尤其是，一旦出现一过性的口眼歪斜、言语不清、肢体麻痹、头痛、眩晕等，很有可能是中风前期，建议吃"安宫牛黄丸"，可以降低脑出血和脑血栓的形成，并及时到医院治疗。

前面的那对老夫妻，如果在刚刚出现脑中风症状的时候，就吞服"安宫牛黄丸"，病情不至于发展得如此迅速，预后也不会那么差。

除了脑中风，在其他高热的治疗中，"安宫牛黄丸"也能发挥奇效。我有一个亲戚，是位二十多岁的女性，无缘无故发起了高烧，她神志还算清醒，但就是高烧不退。在老家用西医治疗了一段时间，并不见效，于是来到沈阳的中国医科大学附属第一医院住院，住院两周，各个科室不断会诊，一度怀疑得了血液病，做了各种检查，最后也没分析出病因，其间抗生素、激素用了个遍，也毫无改善，她变成了所有科室都挠头的患者。

我的家族中很多人都是学中医的，其中一个亲属去探望她，提议道："这种情况，我们一般是吃'安宫牛黄丸'啊！"马上有人去买了一丸回来，是那种采用天然牛黄和天然麝香的，一丸下去，烧就退了，然后出院回家，一切恢复正常。

我回家后，家里人和我讨论这件事，说到现在都不知道病因是什么。我说："一定是外感，温热之邪太盛的缘故。"

古人的经典方子，其经典就在于思路独特，搭配精妙，其中不可思议之处很多，实在是值得我们这些后人认真研究。

然而，我介绍了这么多，大家不要认为"安宫牛黄丸"就是万能神药，以为只要发高烧就可以用，这种观点是错误的。"安宫牛黄丸"通常都是用来救急，而且有着极其严谨的适应症，大家在使用的时候应该就近咨询中医，这样才会更加稳妥。

此外还有种说法：每到季节变化的时候，就服用一丸"安宫牛黄丸"，可以保护身体平安。我认为，这种做法并不妥当，对于体质偏寒的人，倒会适得其反。大家不要忘记：中医的核心是对症下药。

11. 身体虚弱，经常吃药都无效，怎么办?

经常有女性问我:罗博士，我的身体很虚弱，但稍微一补阴，身体就凉下来，稍微一补阳就上火，该怎么办呢?

有一个方法，可以帮助这些"水深火热"的朋友。

在中医里面，有个学说叫"子午流注"，讲的是经络之气，每天按照不同的时辰运行，流注不同的经络，"子午流注"的规律如下:

寅时(早晨3点—5点)肺经最旺，将肝贮藏的血液输送于百脉，开启新的一天。

卯时(5点—7点)大肠经最旺，此时起床利于排泄。

辰时(7点—9点)胃经最旺，人们开始进食，补充水谷精微。

巳时(9点—11点)脾经最旺，有利于吸收水谷精微，生血。

午时(11点—13点)心经最旺，有利于周身血液循环。

未时(13点—15点)小肠经最旺，为血液分清泌浊。

申时(15点—17点)膀胱经最旺，有利于泻掉小肠下注的水液。

酉时（17点—19点）肾经最旺，有利于贮藏一日的脏腑精华。

戌时（19点—21点）心包经最旺，清理心脏周围的病邪，以利人进入睡眠。

亥时（21点—23点）三焦经最旺，三焦通百脉，人应进入睡眠，修养百脉生息。

子时（23点—1点）胆经最旺，疏泄一天的积滞。

丑时（1点—3点）肝经最旺，肝血推陈出新。

这个时间表在针灸中运用最多，根据不同时辰，去开不同穴位，但在服用方剂方面，很多医家也会遵照这样的规律来用药。比如清代的叶天士，他在给患者调理时，就大量运用了这个思路，如果是泻心火的药物，他会要求患者在中午服用，这样可以直折心火。

很多女性朋友四处求医，看过很多中医，吃过很多药，但效果就是不明显，心灰意冷。我建议您，如果自己确实属于虚损的情况，不如先回到最简单的路上来，老老实实按照"子午流注"去做，在不同的时间，服用不同的药，如果舌质颜色微微发红，可以采取这样的思路：

早晨，饭后九点左右服用"补中益气丸"。

中午，十一点到一点间服用"加味逍遥丸"。

晚上，五点到七点间服用"六味地黄丸"。

服用的量，就按照说明书上所说。

如果是舌质的颜色很白，不是红色的，那么晚上的药就改为"金匮肾气丸"。

如果有瘀血之人，加服三七粉一克，西洋参粉一克，一天两次，饭后服用，可以疏通气血，打开经络，有利于中成药的吸收。

一般情况下，早晨服用补脾的药物，可以生发阳气；这些人情绪都不好，所以中午的时候可以泻心肝之火；晚上滋阴，可以顺应自然节奏，调整阴阳。

方法简单，道理却并不简单，其中自有天地乾坤。

第 7 章

要想不生病，除非修心性——
修心性的四条定律

女性渴望健康，渴望美丽，而且希望这种健康和美丽，可以长久地保持下去。很多女性喜欢向身边的"成功者"们讨经验，比如听说谁家有位百岁老人，就会去问问有什么生活习惯，爱吃什么食物；再比如，看到一位面容、身材都比同龄人显年轻的女性，也一定会去打听对方如何保养的。

然而，如果我们真去研究他们的秘诀，会发现标准并不统一。有的人爱吃素，有的无肉不欢；有的人性格外向，有的则很安静……这么多不一样的标准，有些甚至是相反的，我们该信谁？

事实上，无论这些标准之间有着怎样的差异，有一条却是共通的，那就是：保持心性的美好。

什么样的心性，才算得上好心性呢？

《黄帝内经》给出了一个标准："恬恢虚无，真气从之，精神内守，病安从来。"

所谓"恬淡虚无，真气从之"，就是活得淡泊质朴，内心没有那么多的纠结、压抑、憋屈、担忧和焦虑，没有肝气郁结的现象，气机调达，气血通畅。而"精神内守，病安从来"，是说将精气神集中在内部，不去追逐外物，不去比较，"正气内存，邪不可干"，这样一来，身体就不会生病。

很多调查都表明，百岁老人中女性居多，她们几乎都达到了"恬恢虚无""精神内守"的境界，心性豁达开朗，活得率真、质朴、乐观。这些老人大多数来自农村，虽然没有受过高等教育，但是有着比较好的心态调节能力，处事淡然。历尽百年沧桑，体会人生沉浮，但即使经历了丧子、丧夫这样的磨难，却能放下悲痛，重新生活。

在农村，常常看到这样一幕：那些精瘦的百岁老人，安静地在家中拾柴、烧火、做饭，感觉她们才是真正的修行者。

现在，我们才三四十岁，影响健康的原因很多，包括居住环境、空气、食品等，但要想活过百岁，活到天年，修心性是很重要的。只有把心性修好了，才能活出健康美丽的人生。

1. 只能看到自己，人更容易生病

在商学院讲课时，经常有女性问："罗博士，什么样的人更容易生病？"

我的回答是："只能看到自己的人。"

现在的人都喜欢寻找自我，这本身并没错，但如果看到的只有自己，活在自己的世界里出不来，不仅会影响人际关系，还会给自己的身心带来伤害。

这样的人，有如下几个特征：

（1）缺乏换位思考。他们在与人接触时，都是从自己的角度出发，只看到自己得到了什么、失去了什么，从不考虑别人的感受。

（2）争强好胜，欲望强烈。认为自己想要的，就必须得到，自己理应比别人强，所有人都应该爱自己、配合自己。这类人因为被欲望驱使，有时确实会取得一些成就，但因为太自以为是，又很容易和别人发生冲突，一旦不能如愿，挫折感也会翻倍。

（3）抗拒自我反省。不愿意承担责任，如果有什么事情搞糟了，一切都是别人的错。特别容易愤世嫉俗，总认为是别人对自己不好，是世界对自己不公。

（4）心胸狭窄，爱计较。如果有谁得罪了自己，即使是无心的，也会记恨很久。

这样的人，因为内心过分执拗，无法正确看待事物，所以常会陷入激烈的冲突，肝气郁结、气血不畅也就成了家常便饭。即使用药调理好了，但心性如果没改变，还是会很快反复。

我每天都在给别人看病，慢慢发现一个现象：女强人特别容易生病。因为她们性格都很执着，与工作较劲，与家庭较劲，与孩子较劲，与自己也较劲。一次，我去北京一家医院看望一位患重症肌无力的女士，她对我说："罗博士，这个病房里都是患这种病的，也都是女强人。"女强人们希望实现的目标太多，什么都不愿意舍弃，最后纵然心有力，身体却无力跟随她们的欲望了。

作为一名中医学博士，我可以调理她们身体上的失调，但心理上的失调，则必须靠她们自己解决了。很多女性身体中的"病"，源自认知上的"错"，所以，疏肝理气不仅要在身体中进行，更要在认知上展开，如果她们一面用"解郁汤"泡脚，一面心中又翻腾着欲望、愤怒和怨恨的浪涛，再神奇的药也不会起作用。

我认为女性养生分为三步走，最后一步，必然是修心性。

修心性的目的，是让女性从"只能看到自己"的局限中走出来，改变认知，敞开心胸，保持良好心态，少肝郁，让气机通畅，这是健康长寿最关键的一步。看看身边那些长寿的人，和总是青春焕发的人，没有一位是郁闷、憋屈、肝气不舒的，所以，健康不仅取决于身体，更取决于认知和情绪。

2. 放下了，气就顺了

女性在形容心情不好时，总会有这样的表述："我今天真是气不顺。"虽然说的是心情，但指的也是身体。情绪不佳，气就不顺，肝气郁结，疾病就会接踵而至。

有一次我在海南讲课，课上，我让学员把自己最苦恼的问题写下来。有位女士的答案是：婚姻解体后，自己孤独一人面对无尽的痛苦，觉得身心疲惫，连活下去的勇气都没有了。

无独有偶，那几天，我连续接到两位女性朋友的微信，说自己离婚了，身体一团糟，问我该如何调理？我觉得，做中医久了，真的会成为半个心理医生。其中一位朋友的离婚，让我感觉很突然。她十年的婚姻，在一周的时间里就解体了，因为她的老公突然告诉她，自己爱上了一个二十多岁的女孩，希望和这个女孩共度余生，态度坚决地让她退出。我这位朋友也很干脆，一周内把手续就办好了，但接下来，痛苦开始逐渐迸发。

微信中，她始终想不通："我为这个家付出那么多，十年的坚守，牺牲掉的东西太多了，最后却换来了这样的结局，这是为什么？"她整夜失眠，身体状况也越来越差。

对于她的遭遇，我很同情，离婚的打击是沉重的、多层次的，被自己最信任的人背叛，人生观难免发生颠覆。同时，生活习惯也会被粗暴地改变，内心多年的依赖，和共同走过的记忆，都会引起巨大的痛苦。这是活生生的剥离，必然撕心裂肺。另外就是亲戚朋友的议论、现实生活的压力等，也都需要她独立面对。

很多女性都经历过感情上的波折，正是因为曾经肝胆相照，才会在分开后肝肠寸断，从精神一路摧毁到了身体。这类被情所伤的女性，如何调节呢？除了可以用方子调理身体，我们也要用些方法调理内心：

首先，在认知上要对"分离"有一定的认识。

看央视的《朗读者》，张艾嘉朗读《走出非洲》片段，谈到了她自己的感情经历，她是经历过大起大落的女人，对此她淡定地说：

"女人要学会这样看问题，我们每个人都是一个人来，一个人走的，人终究是要自己面对这个世界的，千万不要把一切都寄托在另外一个人身上，觉得有这个人就幸福，没有这个人就悲剧，不是这样的。你与另外一个人的缘分，是一定的，共同走过一段路，缘分时间到了，两个人就会走上分岔的路，越走越远，所以最终，你要把自己的路走好。"

张艾嘉的话，让人十分触动。这个世界上，有很多事都不是自己能掌控的，我们不能避免分离，也不能保证别人永远爱自己。痛苦时，必须学会放下。有时候，并非是事情真严重到不可收拾，而是我们想得太多，只要心中真正放下了，很多事就不会构成负担。

其次，要对未来有信心。

一些女性离婚后，担心舆论会把自己压垮，人们会把自己视为失败者。其实，真放眼望去，会发现人们并没有这样的想法。记得我去过一个单位，那个办公室里多数女士都离异了，大家工作积极，还经常组织聚餐，很愉快地生活着，并没人对她们另眼相看。可见，人们并不会歧视一位离异的女性，倒是很可能对自怨自艾、总活在往日阴影中的女性，心生腹诽。

当然，离婚终归是件痛苦的事，必然经历一个难捱的过程。但既然已经成为事实，就不能让坏事形成更坏的影响。

我见过一位离婚的女士，很多年后，前夫再婚生的孩子都上学了，她仍然活在怨恨中。这是自己折磨自己，对未来没有任何好处。

我也见过很多女性，离婚后反而找到了特别合拍的人，他们从家庭到事业都配合默契，幸福溢于言表。

除了婚变带来的打击，还有很多事情也会让女性肝气郁结：工作中受了气，辅导孩子作业时动了气，婆媳关系让自己生了气。无论哪种气没得到及时疏解，都会伤害自己的身体。

女性学会放下，不仅是敢于告别一段失败的婚姻，还要放下对于很多事情的固执：你真的需要孩子次次都考满分吗？你真的需要因为一些生活细节，而和家人争执吗？每次情绪爆发时，问问自己这些问题，就能找到答案。

保持心性的美好，有四个定律，分别是："站得高"定律、"看得远"定律、"想得开"定律、"活得透"定律。

3. "站得高"定律

很多女性都有肝郁血虚、头晕目眩、月经不调的问题，每次找我来调理，我都建议她们吃"逍遥丸"，通常第二天，她们就会高兴地发来反馈："罗博士，您开的药太管用了，我现在神清气爽，什么问题都没有了。"可没多久，一些女性身上，同样的症状又出现了，她们问我："罗博士，我还是吃'逍遥丸'吗？"她们当然可以继续用药，但"逍遥丸"只能调理她们的身体，却去不掉她们肝气郁结的"根"。因为这个"根"，并不在身体内，而是在认知中。

遇到同样的事，有的女性会生气，窝火，大发脾气，而有的女性则一笑而过，不往心里去。这是为什么呢？原因在于她们的认知高度不同。生气的女性局限在这件事情中，当然越想越生气，而淡然处之的女性则能超然事外，跳出问题看问题。

这就是"站得高"定律。

站得高，心性才会保持稳定，才不会为鸡毛蒜皮的小事轻易生气，以致肝气郁结。

肝气郁结的女性几乎都是心性不稳定的，一点风吹草动，她们的内心就会搅起波澜，并引发生气、怨恨、紧张、焦虑、郁闷和憋屈。这时服用"逍遥丸"，虽然可以暂时消除身体的症状，但是"根"依然存在，很快又会故态复萌。

我猜想，"逍遥丸"这个药方的名字，可能来自于庄子的《逍遥游》。所谓"逍遥游"，就是让人站在一个高度去看问题。庄子在文章中，描绘了一只小鸟，它飞得很低，看见一棵榆树，就栖息在上面。同时，他还描绘了一只鲲鹏，直上云天，在九万里的高空飞行。庄子描述的当然不是真实的景象，而是指人的认知。如果人的认知在低空飞行，难免发生摩擦和碰撞：一碰撞就憋屈，一憋屈就肝气郁结，结果高血压、胃病、皮肤病、肺病和消化系统的疾病就都出现了。

如果您的认知有高度，像那只鲲鹏一样，能在高空鸟瞰生活中发生的事情，就不会对很多事情耿耿于怀，人变得超然，肝气郁结的情况也就不会发生。

俗话说："酒色财气四堵墙，人人都在内中藏，能到墙外走走路，不是神仙亦命长。"

"站得高"定律，可以提升认知高度，让人超越狭窄的空间，让精神感受自在，让气血变得通畅。

4. "看得远"定律

很多女性之所以会被困在狭窄空间中，肝气郁结，气血不畅，还有一个原因是缺乏精神信仰。她们认为信仰是虚无缥缈的东西，不着边际："什么'举头三尺有神明'，谁看见过'神明'？"她们只相信眼见为实，不相信看不见的东西。

宇宙中有很多东西都是眼睛无法看见、身体无法感受的，有位哲人这么说过："我们的眼睛就是我们的监狱，而目光所及之处，就是监狱的围墙。"如果只局限于自己眼睛里的世界，就等于把自己困在憋闷的监狱里，必然肝气郁结，百病丛生。

生活中神奇无处不在。有一次，我到常州一个银行讲课，谁知一进入常州市内，车里的导航就出现故障了。人生地不熟，而下午还要讲课，这让我特别着急。于是，我把车停在路边，想看看门牌号，确定一下自己的位置。就在我把车随意停在路边后，刚走下车，让人惊讶的事情发生了：路边有两个小伙子正在聊天，我们之间的距离差不多一米远，我抬头看边上的路牌，这两个人却一直盯着我，然后突然问："你是罗老师吗？"

"是呀！"我说。

"哎呦，我们正在琢磨该如何接您呢！"

我们全都一脸惊愕。原来，这就是银行负责接待我的人，当时他们刚好吃完午餐，正在看我的照片，而我却鬼使神差地到了他们身边。

对于一些人来说，这件事似乎不可能发生，我在一个陌生的城市迷路了，随便找个地方想看一看路牌，居然碰见了正好要接我的人，而且我们从来未见过面，太不可思议了。

心理学家将这种情况，称之为"共时性"，不管如何称呼，这样的经历都让我感到震惊，我觉得在我们的头顶上一定有一种神奇的力量。相信这力量，就能从眼见为实的监狱里跳出来，将目光看向远方。而当我们看得远之后，就不会在乎眼前的得失，心胸变得宽广，心态变得平和，心性变得豁达。

美国有学者用了28年时间，对大约5000名加利福尼亚人进行了跟踪研究，结果还发表在了《美国公共卫生杂志》（American Journal of Public Health）上，研究表明：有信仰的女性，她们的寿命明显被延长了；而且，从总体来看，这些女性并不是一开始就比普通人健康，相反她们中的部分人，开始时的健康状况还达不到平均水平，只是后来身体才逐渐越来越好。另一项主要由得克萨斯大学（University of Texas）研究人员进行的研究发现，有信仰的人比那些没有信仰的人平均寿命要多7年。

所以，不管您信仰什么，只要您拥有精神信仰，您就能放下很多过去放不下的东西，让精神和身体收获健康。

5."想得开"定律

有很多女性向我抱怨："罗博士，我也想活得轻松自在，但是每天要么彻夜不眠，要么胃痛，或者心脏不舒服，您说我轻松得起来吗？"

我觉得，这些女性可能把事情的因果弄反了。美国心理学家费斯汀格说："生活中的10%是由发生在你身上的事情组成，而另外的90%则是由你对事情的反应决定。"

养生也是如此，生活中充满了各种各样的烦恼和压力，但是决定您健康的不是这些压力，而是您对待压力的态度。最健康的人，不是没有压力的人，而是那些压力很大，但不消沉的人，他们的寿命往往更长。

面对生活中的挫折、打击和伤痛，女性们还需要运用修心性的第三条定律：想得开。

成年人的生活从来不易，上司可能会误解您，丈夫可能会冷落您，婆婆可能会挑剔您，孩子可能成绩不理想，儿女可能对您照顾不周……这些都是难免的。东北有句话叫"别在里边了"，意思就是说别把自己卡在情绪之中，想开一些，内心不纠结，身体才不郁结。

很多女性抱怨，说自己每天都在受别人的气，就像一个"泔水桶"，装满了别人塞给她的垃圾情绪，但我觉得，如果您自己能想得开，封闭的"泔水桶"完全可以变成一条开放的水渠，在流淌中自我排污，自我净化。

许多人认为，那些百岁老人一定是夫妻和睦，儿女孝顺，所以才能长寿，而实际情况是，她们中的很多人都遭遇过巨大的打击，关键在于，她们能想得开。相反，那些病恹恹的女性，一个非常重要的特点，就是喜欢钻牛角尖，总是想不开，常为一点事将自己困住，就像是祥林嫂，每天不停懊悔地叨唠："我真傻。"

想开了，心也就敞开了，这时您不用吃"逍遥丸"，不用泡"解郁汤"，气机也会通畅，身体自然健康。

6."活得透"定律

在讲《道德经》时，我说，"道"有三个内涵——

（1）世界万物是不断变化的。

（2）世界万物是联系的，不能分割。

（3）世界从本质上讲是虚空的，不要在乎结果，要不计回报地利他。

"道"的第一个内涵告诉我们，生命是一个过程，生老病死都是自然变化，谁也阻挡不了。那些想要再活五百年的人，恐怕死得更早。女性都希望自己青春永驻，但我们更应该尊重自然规律，但凡您一想着永远年轻漂亮，痛苦就来了，就会觉得自己不是皱纹多了，就是腰围粗了，哪里都不顺眼。

"道"的第二个内涵告诉我们，万事万物都是有联系的，要珍惜此刻的"因"，才能得到未来的"果"。有些女性常常喜欢计较，稍微吃了点亏，就接受不了；还有些女性自认为精明，以别人的工作、家庭、财富等决定对一个人的态度，还认为这才是聪明的做法。

俞敏洪曾经说过，他大学时宿舍里有7位同学，其中一位是北京人，每周回一次家，拿7个苹果回学校，开始大家都以为，他拿这7个苹果，可能会一个同学分一个。可是没想到这个同学，自己把苹果藏起来，每天吃一个，正好吃一周；下一周再回家拿7个苹果，自己再吃一周。当然，他这样做也没问题，毕竟他的苹果他做主。但是他却没想到，他今天的行为会影响到他的将来。后来，当俞敏洪创办新东方时，他把宿舍的同学都拉来入股，成了合作伙伴，就这个同学，俞敏洪心里想，请不请他来呢？心里犹豫，把其他同学找来商量，结果所有人一致反对，最终他没能入局。分享一个苹果，是一件小事，但这件小事没做好，就会给未来造成很大的影响。所以，女性格局要大一些，不要太计较一时的得失，应"不以善小而不为，不以恶小而为之"。

"道"的第三个内涵告诉我们，"虚空"是宇宙的本体特征，就像风箱，因为内部是"空"的，才会产生出"风"，产生出"气"，产生出万物。所以，唯有不在意结果，不计回报地发出善的信息，我们周围的世界才能越来越好，我们也才能幸福度过此生。

修心性的第四个定律是"活得透"。活得透，就是指人要像风箱一样，里面是"空"的，没有形形色色的占有欲，不去追求结果，不问西东，只享受生命的过程。《黄帝内经》将这种状态描述为："是以志闲而少欲，心安而不惧，形劳而不倦，气从以顺，各从其欲，皆得所愿。"

很多女孩子一失恋就大病一场，就是因为太要求结果，和一个人刚恋爱，就认为一定要和这个人结婚生子。所以一旦分手，她们就会特别受打击，有的还会恨上对方。

"活得透"的状态，最接近宇宙的本质；这种活法，会让自己的心折射出宇宙的心，让自己的生命与宇宙的意志处在同一个频道，同一个波段上。不过，这种状态并不是什么也不追求，只不过，追求的不是外在的物质，而是内心的提升。

一次，在商学院讲课时，有学员递上来一张纸条，上面写着："罗博士，您天天给我们讲放下，我们把一切都放下了，还怎么做事情呢？"

其实，我所说的"放下"，是要放下"占有欲"，并不是放下对美好生命的追求。不管您做什么，您都不能被外物所累，而要让心灵自由。

《大学》中说："仁者以财发身，不仁者以身发财。"这个"身"包括身体，也包括心灵，就是说，仁德的人会通过做事和赚钱，来维护身体的健康，追求心灵的真善美，而不仁德的人则会以牺牲身体健康的方式捞钱，或者以失去尊严，出卖人格的方式追名逐利。女性如果被"占有欲"驱使，总是追求身外之物，领悟不到宇宙"空"的本质，天机浅显，就会活得执拗，活得憋屈，活得惶恐，患上各种疾病，也就毫不意外了。

庄子说："其嗜欲深者，其天机浅。"

人们都希望未来自己能颐养天年，但细细想来，一个领悟不到天机的人，又怎么能够享受天年呢？事实上，只有放下对身外之物的"占有欲"，才能精神内守，回归真实的自己，活得明白，活得透彻；才能一辈子健健康康，安享天年。

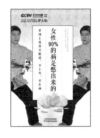

《女性 90% 的病是憋出来的》

罗大伦著　定价：48.00 元

罗博士教你不憋屈，不上火，不生病

本书不仅介绍了身体内的六种郁结，告诉大家如何诊断，如何用相应的方子和方法及时进行调理。还有就是希望通过帮助大家改变认知，来调整内心情绪。当认知改变后，情绪就会变好，而情绪变好后，就能做到不憋屈，不上火，不生病。

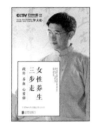

《女性养生三步走：疏肝，养血，心要修》

罗大伦著　定价：48.00 元

女性 90% 的病都是憋出来的
罗博士专为女性打造的养生经

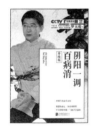

《阴阳一调百病消（升级版）》

罗大伦著　定价：36.00 元

罗博士的养生真经！

要想寿命长，全靠调阴阳。只有阴阳平衡，气血才会通畅。中医新生代的领军人物罗大伦博士，为您揭开健康养生的终极秘密——阴阳一调百病消。

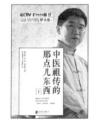

《中医祖传的那点儿东西 1》

罗大伦著　定价：35.00 元

中央电视台《百家讲坛》主讲人、北京电视台《养生堂》节目前主编重磅推出的经典力作！

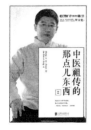

《中医祖传的那点儿东西 2》

罗大伦著　定价：35.00 元

感动无数人的中医故事，惠及大众的养生智慧；
一读知中医，两读悟医道，三读获健康！

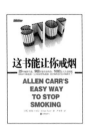

《这书能让你戒烟》 [英]亚伦·卡尔著　定价：36.00 元

爱她请为她戒烟！宝贝他请帮他戒烟！别让烟把你们的幸福烧光了！

用一本书就可以戒烟？别开玩笑了！如果你读了这本书，就不会这么说了。"这书能让你戒烟"，不仅仅是一个或几个烟民的体会，而是上千万成功告别烟瘾的人的共同心声。

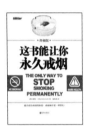

《这书能让你永久戒烟（终极版）》

[英]亚伦·卡尔著　定价：52.00 元

揭开永久戒烟的秘密！戒烟像开锁一样轻松！

继畅销书《这书能让你戒烟》大获成功之后，亚伦·卡尔又推出了戒烟力作《这书能让你永久戒烟》，为烟民彻底挣脱烟瘾的陷阱带来了希望和动力。

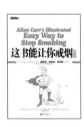

《这书能让你戒烟（图解版）》

[英]亚伦·卡尔 著　[英]贝弗·艾斯贝特绘 定价：32.80 元

比《这书能让你戒烟》文字版，更简单、更有趣、更有效的戒烟书，让你笑着轻松把烟戒掉。

什么？看一本漫画就可以戒烟？

没错！这不是开玩笑，而是上千万烟民成功戒烟后的共同心声。

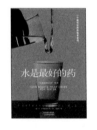

《水是最好的药》 [美]巴特曼著　定价：35.00 元

一个震惊世界的医学发现！你不是病了，而是渴了！

F.巴特曼博士发现了一个震惊世界的医学秘密：身体缺水是许多慢性疾病——哮喘病、过敏症、高血压、超重、糖尿病以及包括抑郁症在内的某些精神疾病的根源，而且通过喝水就可以缓解和治愈这些疾病。

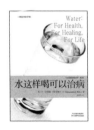

《水这样喝可以治病》 [美]巴特曼著　定价：35.00 元

《水是最好的药》续篇！

《水是最好的药》阐述了一个震惊世界的医学发现：身体缺水是许多慢性疾病的根源。《水这样喝可以治病》在继续深入解析这一医学发现的同时，更多地介绍了用水治病的具体方法。

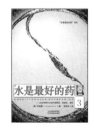

《水是最好的药3》 [美]巴特曼著　定价：35.00 元

《水是最好的药》系列之三！

本书是 F. 巴特曼博士继《水是最好的药》《水这样喝可以治病》之后又一轰动全球的力作。在这本书中，他进一步向大家展示了健康饮水习惯对疾病的缓解和消除作用，让你不得不对水的疗效刮目相看。

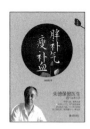

《胖补气　瘦补血（升级版）》

胡维勤著　定价：39.80 元

朱德保健医生的气血养生法！

在本书中，前中南海保健医生胡维勤教授深入浅出地讲述了一眼知健康的诀窍——胖则气虚，要补气；瘦则血虚，要补血。而胖瘦又有不同——人有四胖，气有四虚；人各有瘦，因各不同。

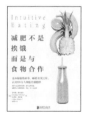

《减肥不是挨饿，而是与食物合作》

[美]伊芙琳·特里弗雷　埃利斯·莱斯驰 著　定价：38.00 元

这本颠覆性的书，畅销美国 22 年，让 1000 万人彻底告别肥胖。

肥胖不仅是身体问题，更是心理问题。

减肥不止是减掉赘肉，更是一次心灵之旅。

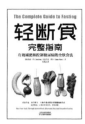

《轻断食完整指南》

[加]杰森·冯　[美]吉米·摩尔 著　定价：49.80 元

有效减肥和控制糖尿病的全饮食法

营养学家、医学博士、生物学教授都在用的健康瘦身法。这样断食，让激素听你的话，帮你减肥。